医名家临证验案

赵法新◎主编

赵晓东　赵　军

王燕玲　赵木蓉◎副主编

赵法新

小方验方应用实录

河南科学技术出版社

·郑州·

内容提要

本书是全国老中医药专家学术经验继承工作指导老师、"万修堂中医"第六代传人赵法新教授小方验方的临证用药经验总结。对35种小方制剂、33种验方制剂的组成、制法及应用进行了详细的阐述，辅以病案说明。并对近100种脾胃病常用药物的特点与个人应用体会进行了总结。

该书可供中医各级临床医师、研究生、本专科生阅读，也可供中医教学人员和自学者参考。

图书在版编目（CIP）数据

赵法新小方验方应用实录 / 赵法新主编 . —郑州：河南科学技术出版社，2019.8（2019.10 重印）

ISBN 978-7-5349-9564-4

Ⅰ. ①赵… Ⅱ. ①赵… Ⅲ. ①方剂 – 汇编 Ⅳ. ① R289.2

中国版本图书馆 CIP 数据核字（2019）第 104608 号

出版发行：河南科学技术出版社

　　　　　地址：郑州市郑东新区祥盛街27号　　　邮编：450016

　　　　　电话：（0371）65788613　　65788625

　　　　　网址：www.hnstp.cn

策划编辑：武丹丹

责任编辑：武丹丹

责任校对：王晓红

封面设计：张　伟

责任印制：张艳芳

印　　刷：郑州环发印务有限公司

经　　销：全国新华书店

开　　本：720 mm × 1020 mm　1/16　印张：11.25　字数：166千字

版　　次：2019年8月第1版　　2019年10月第2次印刷

定　　价：36.00 元

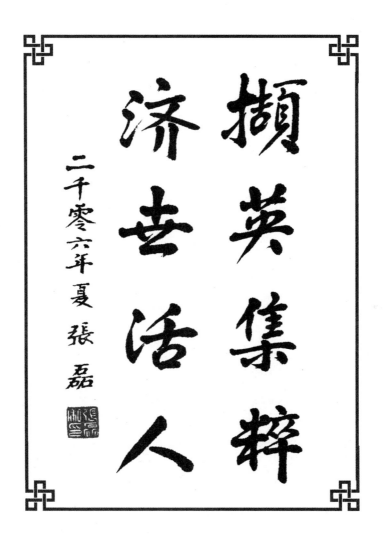

撷英集粹
济世活人
二千零六年夏 張磊

国医大师、河南中医药大学教授、原河南省卫生厅副厅长张磊题词

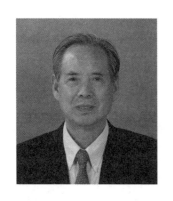

赵法新教授简介

　　赵法新，1937 年生，河南省新安县人，出身世医之家，系赵氏"万修堂中医"第六代传人。并拜名师，读高校，是全国第四批老中医药专家学术经验继承工作指导老师、硕士研究生导师，河南省中医药研究院主任医师、研究员。

　　1958 年参加卫生工作，并拜师学中医，1960 年调干至河南中医学院（现河南中医药大学）师承班学习，1965 年本科毕业。先后在南京、北京等四次进修，累计 4 年。临证师承全国名医张海岑研究员，文献学师从全国著名中医文献学家马继兴、余瀛鳌研究员。学术上尊内难，崇仲景，法李叶，以脾胃立论，擅治内外妇儿科杂病、温热时病及中医急症。注重辨证论治，提出"辨证论治十法"，完善辨证论治全过程，且融入病案中，详论析、明方义，诠释辨证论治，为规范中医病案书写做了有益尝试。

　　继承创新，思维活跃，颇多新意，精研脾胃用药，创系列小方、验方制剂，力倡"现代药浴""新法煎药""煮散服散""炮制精品""小料加工""外治疗法"，凸显中医药特色优势。获"密闭冷却回流陶瓷煎药壶""医用点穴助压器""医用肛注器""医用药浴衣""覆脐兜肚""足膝浴靴"6 项国家实用新型专利，以及"胃康胶囊治疗胃脘痛的临床与实验研究""新型煎药锅的研制""总统果茶研制""孕早安营养液的研究""中老康口服液的研究""退热速肛注剂治疗外感高热症的临床与实验研究""近代中医珍本集"7项科研成果奖。

　　主编或主审《中医文献学辞典》《乡村中医临证大全》《国家基本药物中成药的辨证应用》《中医师承心悟》《河南名老中医临证经验丛书·赵法新脾胃病临证经验》《万修堂中医八代传承》6部专著；参编《医案丛刊·肝病》《河南名老中医经验集锦》《中医词释》《儒门事亲校注》《河南省秘验单方集锦》《神州秘方》《秘验单方集锦》《近代中医珍本集·伤寒分册》《近代中医珍本集·温病分册》《近代中医珍本集·金匮分册》《中医内科学》《中医眼科学》图书12部；参与校点《本草全录》（副主编）并出版电子书，选编《本草必读丛书》10种（《重修政和经史证类备用本草》《汤液本草》《本草蒙筌》《滇南本草》《本草品汇精要》《药品化义》《本草从新》《本经疏证》《本草思辨录》《本草问答》）。发表《中医历代方书剂量考释》《〈圣济总录〉版本流传与考证》《论辨证论治十法》《学习脾胃论要有重点》等医学论文50余篇。

序

　　方不在大而在效，药不在多而在精，小方和验方，皆具有药味少而疗效显著的特点，若用之得当，往往能收到捷效。

　　小方是与大方相对而言的。"治有缓急，方有大小"，经有明训；"七方"分列，医有名言。顾名思义，验方重点在"验"上，如果按要求用之而不验，就不可叫作验方。从"方"来讲，它既是医者的临床经验结晶，又是后之学者的治病武器，只有经过医者的辨证使用，方可获效。擅为医者，既能擅用大方，又能擅用小方。大方小方，皆要合乎病情，犹衣之大小，皆要合乎人体。依据病情，当大则大，当小则小。但有一种流弊，由于种种原因，有些医者盲用大方，认为多多益善，有些病者也认为药多能治病，这都属于误区，不仅造成了"看病贵"，也造成了资源浪费，甚至对治病不利。

　　河南省中医药研究院赵法新研究员，积50余年临床用药经验，编写成了《赵法新小方验方应用实录》，是难得之举。本书具有以下亮点：

　　其一，突出中医辨证。辨证是前提，没有辨证，任何方药就无从谈起。

　　其二，为方便应用，运用现代制备工艺，将某些方、某些药味制成不同剂型，既节省药材，又提高疗效，还方便服用，一举三得。

其三，依据病情进行制剂配伍，解决了中成药不能适应辨证的短处，具有创新性。

其四，突出理论性。书中之小方验方，不是简单的汇聚，而是皆有充分的理论依据和理论阐述，堪称理明义透。

其五，突出实用性。所选诸方，皆以效为先，不滥竽充数，并以临床验案为佐证，古今皆应，相映生辉。

以上只言片语，难概其全，书中更多内涵，犹待细读细悟，方能深得其妙。作者为医者着想，为患者着想，为继承发扬中国医药学着想，呕心沥血，废寝忘食，编写成了这本非常有价值的著作，益莫大焉。予深有感触，不揣谫陋，遂欣然为之写序。

张磊

2018 年冬

前　言

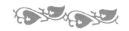

　　吾恩师张海岑，系首批全国老中医药专家学术经验继承工作指导老师，倡用小方配伍，方精药少疗效高。他用"吴萸连""焦三仙"等小方配伍组方，我倍受启发，因而产生浓厚兴趣，不断搜集、整理前辈小方。

　　历代名医大家经验结晶的小方、验方，各具特色。单方者，单一成方，简捷方便、性偏功专，故有"单方治大病"之说；对方者，两味成方，协同增效、拮抗减毒、反佐相伍；三方者，三味成方，三角鼎力，功效叠加，故称角方；四方者，四味成方，君臣佐使，主次分明。此四者皆曰"小方"。验方者，效验良方也，是以专科专病为目标，基于理论指导、临证积验，以君臣佐使配伍、组织严谨、方义明确、功效显著、剂型合宜、途径最优的复方制剂。凡方中含芳香、挥发、热敏、腐蚀性药及名贵之品、细品、苦涩难咽者，经科学炮制，精制为丸散，吾名之曰"炮制精品"。"炮制精品"既可独立成方、相互配伍、弥补成药缺憾，又可与汤剂配伍，免煎、吞服，免于苦口，节省药材且服用便捷，还是辨证加减组方的上好单元材料。

　　医之用药，犹将之用兵。将须知人善用，医必广读本草，熟知药性，才能有真知灼见。危急疑难之病，我以汤剂为先，充分发挥其力大功专、灵活自便、无可替代的优势。慢性病康复治疗期，惯用成药、验方制剂，药缓力续，简捷方便；小方制剂利于加减，可弥补成药之局限。为方便临证选药，我曾将常用中药饮片及小方验方编成手册自用。临证应用几十年，颇感便捷，因此总结梳理，撰成本书。

书成，以报恩师，并利传承，供同道参考。

河南省中医药研究院名医馆

2018 年 9 月

目　录

第一章　中药饮片百种述要

医之用药，犹如将之用兵，必先广读本草，再久历（临证）实践，反复验证，才能"真知"药性，"灼见"药效，总结升华，聚成文献，是为历代医药学家治学之轨迹与准则。遵此，我将临证脾胃病最常用汤剂配伍中药饮片近百种做一汇总，列"文献选录""经验阐述"两项，对每一味中药的性味、归经、功能、主治、应用、体会做一简介，以方便应用。（"文献选录"乃择文献之要言而汇于一处，非原文照搬也。）

饮片百种分五大类（健脾开胃类、消积导滞类、清热解毒类、凉血化瘀类、滋补肝肾类），是遵循治未病思想和个人经验而设，非传统中药分类。

一、健脾开胃类

"脾胃病，百病生"，故首重健脾开胃，以固后天之本，防未病之先，正所谓"正气存内，邪不可干"。脾胃属土，土生万物，万物归土，坤土之要，可知也！居中央而灌四旁，是故四旁之疾必趋中州，中州之病必殃四邻。把握中州，恰当用药，则既能治病，更可防病，以保坤土大德，供养四邻，则五脏俱安。当以参芪术草，甘温之性，补气健脾；藿苏佩蔻，芳香化浊，醒脾开胃，维护其纳运功能，巩固后天之本。

1.黄芪　甘、微温，归肺、脾经。擅补气健脾、固表止汗、利尿消肿、托毒排脓、生肌敛疮。

【文献选录】⊙《本草蒙筌》：参芪甘温，俱能补益。但人参唯补元气调中，黄芪兼补卫气实表。如内伤脾胃衰弱，治之悉宜补中益气，当以人参加重为君，黄芪减轻为臣。若系表虚，腠理不固，治之又宜实卫护荣，须让黄芪倍用为主，人参少入为辅焉。是故治病在药，用药由人。先正尝曰：医无定体，应变而施。药不执方，合宜而用。⊙《本草从新》：甘温，生用固表，无汗能发，有汗能止，温分肉，实腠理，补肺气，泻阴火，解肌热。炙用补中，益元气，温三焦，壮脾胃。生血生肌，排脓内托，疮痈圣药。熬膏良。

【经验阐述】黄芪为补气益阳之要药。脾气旺则新血生，肺气补则卫气固，故能生血补中固表。补阳气，助生机，故能生肌长肉、排脓，凡气血不足、疮疡不长诸症，皆可用之。于气虚血瘀证亦然。瘀血所致胃脘痛、慢性溃疡性结肠炎久泻伤脾气，气伤而血瘀，对病损组织修复不利，缠绵不愈，故我创"胃康胶囊""结肠舒浓缩丸"，皆重用黄芪、白术，正取此意，补气活血。

不同配伍，能治各种汗证：配助阳药，治阳虚自汗；配补气药，治气虚自汗；配养阴药，治阴虚盗汗；气血虚外感风寒不作汗者，加黄芪鼓舞阳气，可资汗源而作汗。所谓"黄芪有汗能止，无汗能发"，就是这个道理。

炮制能改变药物性能，"炙则补养气血，生则固表托脓生肌"，不可不知。对慢性肾炎蛋白尿、糖尿病、气虚浮肿等症我常重用炙黄芪，皆获良效。

吴仪洛曰"熬膏良"。临证冬补，我常以保元汤化裁（人参、黄芪、肉桂、炙甘草、生姜、山楂、白术、当归、白芍、桑葚、黑芝麻、阿胶、熟地黄、山茱萸、枸杞子、蜂蜜）熬膏，名曰"保元膏"，可壮脾肾，补气血，乌发童颜。病甚者，精血俱亏，不孕不育，更加巴戟天、肉苁蓉、鹿胎、淫羊藿，名曰"嗣育丹"，仍以参、芪、草补中益气为基础，补元阳，生精血（阳生阴长）。

2.白术 甘苦、温，归脾、胃经。擅燥湿健脾、止汗安胎。主治脾气虚弱之身困乏力、腹胀便溏、纳差食少、痰饮水肿，脾虚湿阻之腰背酸痛、气虚自汗。

【文献选录】⊙《本草汇言》：白术，乃扶植脾胃、散湿除痹、消食除痞之要药也。脾虚不健，术能补之；胃虚不纳，术能助之。是故劳力内伤，四肢困倦，饮食不纳，此中气不足之证也；痼冷虚寒，泄泻下利，滑脱不禁，此脾阳乘陷之证也；或久疟经年不愈，或久痢累月不除，此胃虚失治，脾虚下脱之证也；或痰涎呕吐、眩晕昏眩，或腹满肢肿、面色萎黄，此胃虚不运，脾虚蕴湿之证也。以上诸疾，用白术总能治之。又如血虚而漏下不止，白术可以统血而收阴；阳虚而汗液不收，白术可以回阳而敛汗。大抵此剂能健脾和胃，运气利血。兼参、芪而补肺，兼杞、地而补肾，兼归、芍而补肝，兼龙眼、枣仁而补心，兼芩、连而泻胃火，兼橘、半而醒脾土，兼苍、朴可以燥湿和脾，兼天、麦亦能养肺生金，兼杜仲、木瓜治老人之脚弱，兼麦芽、枳、朴治童幼之疳癥。黄芩共之，能安胎调气；枳实共之，能消痞除膨。君参、苓、藿、半，定胃寒之虚呕；君归、芎、芍、地，养血弱而调经。温中之剂无白术，愈而复发；溃疡之证用白术，可以托脓。⊙《医学衷中参西录》：白术，性温而燥，气不香窜，味苦、微甘、微辛，擅健脾胃，消痰水，止泄泻。为其具土德之全，为后天资生之要药，故能于金、木、水、火四脏，皆能有所补益也。脾为湿土，得阳始运。

【经验阐述】白术补气健脾，以固后天之本，凡临证各科疾病，皆与脾胃有密切关系，因此，白术应用广泛而功不可没。脾虽属湿土，喜燥恶湿，但土无水泽，则不能滋润，亦不生万物，非专宜燥也，故当兼备李叶之学，胃阴说与升阳说并举为妥。白术生、制两用各有不同，生用则益气润肠通便，制熟则健脾助运止泻。我所拟验方制剂"通腑宁浓缩丸"重用枳实、生白术，健脾促动、固本防复，白术起关键作用；"结肠舒浓缩丸"重用炒白术、炙黄芪，补三焦、益元气、健脾助运止泻；积热病主方"枳术消积丸"的枳术用生白术，取其益气健脾止汗、润肠通便之功。

3.**党参**　甘、平，归脾、肺经。擅健脾补气。主治脾胃虚弱之食少便溏、四肢乏力，肺虚之喘咳、气短自汗，以及气血两亏诸症。

【文献选录】⊙《本经逢原》：上党人参，虽无甘温峻补之功，却有甘平清肺之力，亦不似沙参之性寒专泄肺气也。⊙《得配本草》：上党参，得黄芪实卫，配石莲止痢，君当归活血，佐枣仁补心。补肺蜜拌蒸熟；补脾恐其气滞，加桑皮数分，或加广皮亦可。⊙《本草正义》：党参力能补脾养胃，润肺生津，健运中气，本与人参不甚相远。其尤可贵者，则健脾运而不燥，滋胃阴而不滞，润肺而不犯寒凉，养血而不偏滋腻，鼓舞清阳，振动中气，而无刚燥之弊。然补助中州而润泽四隅。故凡古今成方之所用人参，无不可以潞党参当之。

【经验阐述】党参味甘补气，合黄芪、白术、甘草补中益气、扶正固本力倍，是补脾胃的"黄金搭档"，应用广泛，是治疗各科疾病脾胃虚弱辨证配伍的基础方。盖气旺能摄血，气虚失统摄之权而崩漏者，与术、芪、黑荆芥补气健脾、引血归经则血止；纳差食少、饮食无味，脾胃虚也，与枳、术、苓、草、焦三仙为伍，健脾和胃而纳运复；疮疡久溃不长，气血虚也，参、芪补之，补气生血，阳生阴长矣；凡血脱者，血不能速生，气当立回，独参、参附汤可回阳固脱，亦阳生阴长之义也；外感高热，汗之太过，亡阳汗漏，身冷困乏者，参术、参附汤补气健脾、回阳固卫以止汗，培土生金也。

4.山药　甘、平，归肺、脾、肾经。擅补脾、养肺、固肾、益精。主治脾虚之泄泻、食少浮肿，肺虚之咳喘，消渴、遗精、带下，肾虚尿频等。

【文献选录】⊙《药品化义》：山药，温补而不骤，微香而不燥，循循有调肺之功，治肺虚久嗽，何其稳当。因其味甘气香，用之助脾，治脾虚腹泻，怠惰嗜卧，四肢困倦。又取其甘则补阳，以能补中益气，温养肌肉，为肺脾二脏要药。土旺生金，金盛生水。⊙《本草求真》：本属食物，古人用入汤剂，谓其补脾益气除热。然气虽温而却平，为补脾肺之阴，是以能润皮毛、长肌肉，不似黄芪性温能补肺阳，白术苦燥能补脾阳也。且其性涩，能治遗精不禁，味甘兼咸，又能益肾强阴，故六味地黄丸用此以佐地黄。然性虽阴而滞不甚，故能渗湿以止泄泻。生捣敷痈疮，消肿硬，亦是补阴退热之意。⊙《本草纲目》：益肾气，健脾胃，止泻痢，化痰涎，润皮毛。

【经验阐述】山药，药食兼用之品，营养丰富，且易消化。性味甘、温，作用缓和，补气不滞而能健脾，滋阴不腻而能利湿，滑润之中又兼收涩止泻，故《神农本草经》列为补肺气、健脾胃、益肾命之上品。现代研究表明：山药中富含皂苷、黏液质、淀粉、氨基酸、糖蛋白、维生素C等，对人体有特殊保健作用，山药中还富含消化酶，能促进蛋白质、淀粉的化学分解消化，尤有固涩大肠之功。老少皆宜，尤适于老年脾胃虚弱者；小儿脏腑娇嫩、发育尚未完全者；运化无力，羸瘦乏力者；久泻滑脱，食入即泻，气阴大亏，虚不受补者。食疗食养为宜，做粥食，能养胃益脾，利于消化吸收。我将其作为验方制剂"小儿全养糊""山药鸡子黄粥""三七山药粥"的主配料，以健脾止泻、养阴益胃、营养健身。

5.甘草　甘、平，归脾、胃、心、肺经。擅益气补中、缓急止痛、润肺止咳、泻火解毒、调和诸药。主治倦怠食少、面黄肌瘦、心悸气短、腹痛便溏、四肢挛急、疼痛、脏躁、咳嗽气喘、咽喉肿痛、痈疮肿痛。

【文献选录】⊙李杲：甘草，阳不足者补之以甘，甘温能除大热，故生用则气平，补脾胃不足，而大泻心火；炙之则气温，补三焦元气，而散表寒，除邪热，去咽痛，缓正气，养阴血。凡心火乘脾，腹中急痛，腹皮急缩者，宜倍用之。其性能缓急，而又协和诸药，使之不争，故热药得之缓其热，寒药得之缓其寒，寒热相杂者，用之得其平。⊙《本草正》：甘草，味至甘，得中和之性，有调补之功，故毒药得之解其毒，刚药得之和其性，表药得之助其外，下药得之缓其速。随气药入气，随血药入血，无往不可，故称"国老"。唯中满者勿加，恐其作胀；速下者勿入，恐其缓功，不可不知也。⊙《药品化义》：生用凉而泻火，主散表邪，消痈肿，利咽痛，解百药毒，除胃积热，去尿管痛，此甘凉除热之力也；炙用温而补中，主脾虚滑泻，胃虚口渴，寒热咳嗽，气短困倦，劳役虚损，此甘温助脾之功也。但味厚而太甜，补药中不宜多用，恐恋膈不思食也。

【经验阐述】甘草味甘，调和诸药，炙则温中，生则泻火，入热药则热，入寒药则寒，入补则补，入泻则泻，"随声附和"，"使令之忠"，故称"国老"。

6.茯苓　甘淡、平，归心、脾、肾经。擅渗湿利水、健脾和胃、宁心安神。主治小便不利、水肿胀满、痰饮咳逆、呕吐、脾虚食少、泄泻、心悸不安、失眠健忘、遗精白浊。

【文献选录】⊙《用药心法》：茯苓，淡能利窍，甘以助阳，除湿之圣药也。味甘平补阳，益脾逐水，生津导气。⊙《本草求真》：茯苓入四君，则佐参术以渗脾家之湿；入六味，则使泽泻以行肾邪之余。最为利水除湿要药。书曰健脾，即水去而脾自健之谓也。且水既去，则小便自开，安有癃闭之虑乎？水去则内湿已消，安有小便多见之谓乎？故水去则胸膈自宽而结痛烦满不作，水去则津液自生而口苦舌干悉去。⊙《日华子本草》：补五劳七伤，安胎，暖腰膝，开心益智，止健忘。

【经验阐述】茯苓淡渗，健脾化痰，利尿止泻，凡脾虚湿阻、痰浊淤郁、湿伤阳气者，皆可配伍应用。

7.薏苡仁　甘淡、凉，归脾、胃、肺经。擅利湿健脾、舒筋除痹、清热排脓。主治水肿、脚气、小便淋沥、湿温病、泄泻带下、风湿痹痛、筋脉拘挛、肺痈、肠痈、扁平疣。

【文献选录】⊙《本草正》：薏苡，味甘、淡，气微凉，降而渗，故能祛湿利水、祛湿痹、利关节、除脚气，治痿弱拘挛湿痹，消水肿疼痛，利小便热淋，亦杀蛔虫。以其微降，故亦治咳嗽唾脓，利膈开胃；以其性凉，故能清热、止烦渴、上气。但其功力甚缓，用为佐使宜倍。⊙《药品化义》：薏苡仁，味甘气和，清中佳品，能健脾阴，大益肠胃。主治脾虚泻，致成水肿；风湿盘缓，致成手足无力，不能屈伸。盖因湿胜则土败，土胜则气复，肿自消而力自生。取其入肺，滋养化源，用治上焦消渴，肺痈肠痈。⊙《本草新编》：薏仁最擅利水，不至损耗真阴之气，凡湿盛在下身者，最宜用之，视病之轻重，准用药之多寡，则阴阳不伤，而湿病易去。故凡遇水湿之症，用薏仁一二两为君，而佐之健脾祛湿之味，未有不速于奏效者也，倘薄其气味之平和而轻用之，无益也。

【经验阐述】薏苡气味甘和，清中佳品，能健脾阴，大益肠胃。具有益气、除湿、和中、健脾之功。略似于术，除湿而不似白术、苍术助燥，清热而不似黄芩、黄连损阴，益气而不似人参、白术滋湿热，诚为补中益气最平和之要药，且能除湿、抗病毒，是湿疹、扁平疣等外病内治良药。

8.苍术　辛苦、温，归脾、胃、肝经。擅燥湿健脾、祛风湿、明目。主治湿困脾胃之倦怠嗜卧、痞胀腹满、食欲不振、呕吐泄泻，痰饮湿肿，表证夹湿之头重身痛、痹证重着、肢节酸痛，痿痹、夜盲。

【文献选录】⊙《仁斋直指方》：脾精不禁，小便漏浊淋不止，腰背酸痛，宜用苍术以敛脾精，精生于谷故也。⊙朱震亨：苍术治湿，上、中、下皆有可用。又能总解诸郁，痰、火、湿、食、气、血六郁，皆因传化失常，不得升降，病在中焦，故药必兼升降，将欲升之，必先降之，将欲降之，必先升之。故苍术为足阳明经药，气味辛烈，强胃健脾，发谷之气，能径入诸药，疏泄阳明之湿，通行敛涩，香附乃阴中快气之药，下气最速，一升一降，故郁散而平。⊙《玉楸药解》：白术守而不走，苍术走而不守，故白术擅补，苍术擅行。其消食纳谷，止呕住泄亦同白术，而泄水开郁，苍术独长。

【经验阐述】脾虚湿阻，苍术为治疗要药。表湿汗而散之，里湿燥而除之，膜原之湿芳而化之，下焦之湿引而祛之。与白芷、厚朴、槟榔、黄柏配伍，效力尤佳，即苍白散、平胃散、达原散、二妙散是也。

9.厚朴　辛苦、温，归脾、胃、肺、大肠经。擅行气消积、燥湿除满、降逆平喘。主治食积气滞之腹胀便秘，湿阻中焦之脘痞吐泻，痰壅之气逆、胸满、喘咳。

【文献选录】⊙李杲：厚朴，苦能下气，故泄实满；温能益气，故能散湿满。⊙《汤液本草》：若与枳实、大黄同用，则能泄实满；若与橘皮、苍术同用，则能除湿满；与解利药同用，则治伤寒头痛；与治痢药同用，则厚肠胃。⊙朱震亨：厚朴，气药也。温而能散，消胃中之实也。⊙《本草汇言》：厚朴，宽中化滞，平胃气之药也。凡气滞于中，郁而不散，食积于胃，羁而不行，或湿郁积而不去，湿痰聚而不清，用厚朴之温可以燥湿，辛可以清痰，苦可以下气也。⊙《医学衷中参西录》：厚朴，治胃气上逆，恶心呕哕，胃气郁结胀满疼痛，为温中下气之要药。为其性温味又兼辛，其力不但下行，又能上升外达，故《本经》谓其主中风、伤寒头痛，《金匮》厚朴麻黄汤用治咳而脉浮。与橘、夏并用，擅除湿满；与姜、术并用，擅开寒痰凝结；与硝、黄并用，擅通大便燥结；与乌药并用，擅治小便因寒白浊。

【经验阐述】用于寒湿痞满、口吐清水、呕恶之症甚验，皆苦温下气、祛湿散满之功也。

10.藿香　辛、微温，归肺、脾、胃经。擅祛暑解表、化湿和胃。主治夏令感冒之寒热头痛、胸脘痞闷，呕吐泄泻，妊娠呕吐，鼻渊，手足癣。

【文献选录】⊙《药品化义》：藿香，其气芳香，擅行胃气，以此调中，治呕吐霍乱；以此快气，除秽恶痞闷。且香能和合五脏，若脾胃不和，用之开胃而进饮食，有醒脾开胃之功。辛能通利九窍，若岚瘴时疫用之，不使外邪内侵，有主持正气之力。凡诸气药，独此体轻性温，大能卫气，专养肺胃。但叶属阳，为发生之物，其性锐而香散，不宜多服。⊙《本草正义》：藿香，清香微温，擅理中州湿浊痰涎，为醒脾快胃，振动消阳妙品。

【经验阐述】四时不正之气袭人，尤脾虚失运、湿浊蕴蒸者，内外合邪，危害最重，痞满呕恶、挥霍缭乱、吐泻并作，非芳香化浊、和中正气之藿香不可为也。小方制剂"藿苏丸"芳香化湿、和中理气，正是取藿香、紫苏梗擅理胃肠气滞之功。

11.佩兰　辛、平，归脾、胃、肺经。擅解暑化湿、辟秽和中。主治感受暑湿所致寒热头痛、湿热内蕴所致脘痞不饥、恶心呕吐、口中甜腻、渴不欲饮。

【文献选录】⊙《本草纲目》：按《素问》云，五味入口，藏于脾胃，以行其精气。津液在脾，令人口甘，此肥美所发也。其气上溢，转为消渴，治之以兰，除陈气也。王冰注云，辛能发散故也。李东垣治消渴生津饮，用兰叶，盖本于此。兰草、泽兰，气香而温，味辛而散，阴中之阳，足太阴、厥阴经药也。脾喜芳香，肝宜辛散。脾气舒，则三焦通利而正气和；肝郁散，则营卫流行而病邪解。兰草走气道，故能利水道，除痰癖，杀蛊辟恶，而为消渴良药；泽兰走血分，虽是一类，而功用稍殊，正如赤白茯苓、芍药，补泻皆不同也。雷敩言雌者调气生血，雄者破血通积，正合二兰主治。大泽兰之为兰草，尤可凭据。血生于气，故曰调气生血也。

【经验阐述】脾喜芳香，凡脾虚湿阻、污秽痰浊、弥漫三焦、气郁血滞之证，皆可配伍小方制剂而用，避免煎熬耗气、减效浪费，如"藿佩丸"（藿香、佩兰）、"兰草丸"（佩兰、泽兰）。兰草走气道，故能利水道，除痰癖，杀虫辟恶，而为消渴良药；泽兰走血分，化瘀利水。据"脾气舒，则三焦通利而正气和；肝郁散，则营卫流行而病邪解"，正复邪自去，故创"兰草丸"，用于污秽痰浊弥漫三焦、气郁血滞之糖尿病和高黏血症，有一定疗效。

12.砂仁　辛、温，归脾、胃、肾经。擅化湿开胃、行气宽中、温脾止泻、安胎。主湿阻气滞所致脘腹胀满、不思饮食、恶心呕吐、腹痛泄泻，及妊娠恶阻、胎动不安。

【文献选录】⊙《汤液本草》：缩砂，与白檀、豆蔻为使则入肺，与人参、益智为使则入脾，与黄柏、茯苓为使则入肾，与赤、白石脂为使则入大、小肠。⊙《本草纲目》：缩砂主醒脾调胃，引诸药归宿丹田，故补肾药用同地黄丸蒸，取其达下之旨也。⊙《本草经疏》：缩砂蜜，辛能散，又能润；温能和畅通达。气味辛温而芬芳，香气入脾，辛能润肾，故为开脾胃之要药，和中气之正品，若兼肾虚，气不归原，非此为向导不济。⊙《本草汇言》：砂仁，温中和气之药也。若上焦之气梗逆而不下，下焦之气抑遏而不上，中焦之气凝聚而不舒，用砂仁治之，奏效最捷。然古方多用以安胎何也？盖气结则痛，气逆则胎动不安，此药辛香而窜，温而不烈，利而不削，和而不争，通畅三焦，温行六腑，暖肺醒脾，养胃养肾，舒达肝胆不顺不平之气，所以擅安胎也。

【经验阐述】临证验证，砂仁和中正气、醒脾开胃、除痞止泻之功尤佳，皆取其辛散芬芳行气之力，故可作佐使配伍，以行合力。

13.白豆蔻　辛、温，归肺、脾、胃经。擅化湿行气、温中止呕、开胃消食。主治湿阻气滞之脾胃不和，见脘腹胀满、不思饮食；湿温初起所致胸闷不饥；胃寒所致呕吐、食积不消。

【文献选录】⊙《本草通玄》：其功全在芳香之气，一经火炒，便减功力；即入汤液，但当研细，待诸药煎好，乘沸点服尤妙。⊙《玉楸药解》：清降肺胃，最驱膈上郁浊，极疗恶心呕哕。嚼之辛凉，清肃肺腑，郁烦应时开爽。⊙《本草求真》：本与缩砂蜜一类，气味既同，功亦莫别，然此另有一种清爽妙气，上入肺经气分，而为肺家散气要药。其辛温香窜，流行三焦，温暖脾胃，而使寒湿膨胀、虚疟吐逆、反胃腹痛并翳膜、目眦红筋等症悉除，不似缩砂蜜辛温香窜兼苦，功专和胃、醒脾、调中。

【经验阐述】温脾胃、化湿浊，其功全在芳香之气，与砂仁同中有异，独具清爽妙气，上入肺经气分，能泻肺散寒润燥而为肺家散气要药。小方制剂"砂蔻丸"免煎随汤吞服，保全芳香挥发之性，方便节省。

14.大腹皮　辛、微温，归脾、胃、大肠、小肠经。擅下气宽中、行水消肿。主治胸腹胀闷、水肿、脚气、小便不利。

【文献选录】⊙《本草经疏》：大腹皮，即槟榔皮也。其气味所主，与槟榔大略相同，第槟榔性烈，破气最捷，腹皮性缓，下气稍迟。入阳明、太阴经，二经虚则寒热不调，逆气攻走；或痰滞中焦，结成膈证；或湿热郁积，酸味醋心；辛温暖胃，豁痰通行下气，则诸症除矣。大肠壅毒，以其辛散破气而走阳明，故亦主之也。⊙《本草汇言》：大腹皮，宽中利气之捷药也。方龙谭曰，主一切冷热之气上攻心腹，消上下水肿之气四体虚浮，下大肠壅滞之气二便不利，开关格痰饮之气阻塞不通，能疏通下泄，为畅达脏腑之剂。⊙《本经逢原》：槟榔性沉重，泄有形之积滞；腹皮性轻浮，散无形之滞气。故痞满膨胀、水气浮肿、脚气壅逆者宜之。唯虚胀禁用，以其能泄真气也。

【经验阐述】泻肺行水，气行则水利，常用于气滞水肿，行气导水以消肿。辛温暖胃，豁痰利水，常用于脾胃病。但皮与仁同中有异，槟榔性沉重，泄有形之积滞，如治积滞不化之验方制剂"枳术消积丸"；大腹皮性轻浮，散无形之滞气，如治痞满水肿之小方制剂"大槟榔丸"。

15.瓜蒌　甘、微苦，寒，归肺、胃、大肠经。擅清热化痰、润燥滑肠。主治肺热咳嗽、胸痹、消渴、便秘。

【文献选录】⊙《本草纲目》：张仲景治胸痹痛引心背，咳唾喘息，及结胸满痛，皆用瓜蒌实。乃取其甘寒不犯胃气，能降上焦之火，使痰气下降也。⊙《本草正义》：蒌实入药，古人本无皮及子仁分用之例，仲景书以枚计，不以分量计，是其确证。盖蒌实能通胸膈之痹塞，而子擅涤痰垢黏腻，一举两得。且诸疡阳症，消肿散结，又皆以皮子并用为捷。观濒湖《纲目》附方颇多，全用者十之九，古人衣钵，最不可忽。唯近今市肆，以蒌实既老，皮肉不粘，剖之不能成块，凡用全瓜蒌者，皆乘其未老之时，摘取曝干，而剖为数块，方能皮肉粘合，以取美观，然力量甚薄，却无功效。所以不佞欲用其全者，宁以蒌皮、蒌仁分列为二，乃能得其老者，始有实验。若但书全瓜蒌三字，则用如不用，亦治医者不可不知药物之真性情也。即使但用其皮，亦是老而力足，疏通中满，确有奇能。

【经验阐述】瓜蒌实（全瓜蒌），能通胸膈之痹塞，为治嗽之要药。其皮，最能清肺、敛肺、宁嗽、定喘；其瓤，最擅滋阴、润燥、滑痰、生津。产地为武陟者，药农制法有三：将成熟者入缸打破，滤汁收膏，专以生津润燥、清热化痰之用；其渣去仁，压饼，晒干入药，通胸膈之痹塞；其仁晒干入药，擅涤痰垢黏腻，开胸降胃之力较大，且擅通小便。

16.半夏　辛、温，归脾、胃、肺经。擅燥湿化痰、降逆止呕、消痞散结。主治咳喘痰多、呕吐反胃、胸脘痞满、头痛眩晕、夜卧不安、瘿瘤痰核。

【文献选录】⊙《本经逢原》：半夏，同苍术、茯苓治湿痰；同瓜蒌、黄芩治热痰；同南星、前胡治风痰；同芥子、姜汁治寒痰；唯燥痰宜瓜蒌、贝母，非半夏所能治也。此药是太阴、阳明、少阳之大药，祛痰却非专长，故仲景诸方加减，俱云呕者加半夏，痰多者加茯苓，未闻以痰多加半夏也。咽喉肿痛，头眩咳逆，皆气逆上冲，多升少降使然，滑而擅降，是以主之。止汗者，汗出多属气火上逆为病，此能抑而平之，所以可止，固非肌腠空疏，卫气不固之虚汗可知。悦泽面目，则外敷之面脂药也。俗本医书，皆谓半夏专治湿痰，贝母专治燥痰，此其说实自汪昂开之。古无制药之法，凡方有半夏者，必合生姜用之，正取其克制之义。其实半夏泄降，唯积痰生热，积热气升，而内风自动者，此能降气开痰，则风阳自熄，决非可以发散外感之风。

【经验阐述】书云诸治之功，全在"开宣滑降"四字。辛以开泄，滑能降逆。之所云能荡涤痰浊者，即其开泄滑下之用。古用半夏治痰，唯取其涎多而滑降、味辛而开泄，本未有燥湿之意。止呕之功亦在滑能降逆也。

17.附子 辛甘、大热，归心、肾、脾经。擅回阳救逆、补火助阳、散寒除湿。主治亡阳欲脱、肢冷脉微，阳痿宫冷，心腹冷痛，虚寒吐泻、久痢，阴寒水肿，阳虚外感、风寒湿痹、阴疽疮疡。

【文献选录】⊙张元素：附子以白术为佐，乃除寒湿之圣药，湿药少加之引经，益火之源，以消阴翳，则便溺有节，乌、附是也。⊙《汤液本草》：附子，入手少阳三焦，命门之剂，浮、中、沉无所不至，味辛大热，为阳中之阳，故行而不止，非若干姜止而不行也。非身表凉而四肢厥者不可僭用，如用之者以其治逆也。⊙朱震亨：气虚热甚者，宜少用附子以行参、芪，肥人多湿，亦宜少加乌、附行经。仲景八味丸以附子为少阴向导，其补自是地黄为主，后世因以附子为补药，误矣。附子之性走而不守，但取其健悍走下之性，以行地黄之滞，可致远尔。⊙《本草纲目》：按《王氏究原方》云，附子性重滞，温脾逐寒；川乌头性轻疏，温脾祛风。又凡用乌、附药，并宜冷服者，热因寒用也。治之以热，则拒格而不纳。热药冷饮，下嗌之后，冷体既消，热性便发，而病气随愈。不违其情而致大益，此反治之妙也。昔张仲景治寒疝内结，用蜜煎乌头；《近效方》治喉痹，用蜜炙附子，含之咽汁；朱丹溪治疝气，用乌头、栀子。并热因寒用也。而昔人补剂用为常药，岂古今运气不同耶？荆府都昌王，体瘦而冷，无他病，日以附子煎汤饮，兼嚼硫黄，如此数岁；蕲州卫张百户，平生服鹿茸、附子药，至八十余，康健倍常。若此数人，皆其脏腑禀赋之偏，服之有益无害，不可以常理概论也。

【经验阐述】中阳不健，寒自内生，诸多脾胃病症丛生，视轻重缓急，辨证选用理中、附子理中、桂附理中汤取效。附子确能回阳固脱、"起死回生"。吾曾治一厨师，体胖感冒，因解热发汗太过，大汗淋漓，体温不升，困卧欲寐，以重剂参附芪术一剂而愈，粥养康复。

18.干姜 辛、热，归脾、胃、肾、心、肺经。擅温中散寒、回阳通脉、温肺化饮。主治脘腹冷痛、呕吐、泄泻、亡阳厥逆、寒饮喘咳、寒湿痹痛。

【文献选录】⊙张元素：干姜本辛，炮之稍苦，故止而不移，所以能治里寒，非若附子行而不止也。理中汤用之者，以其回阳也。⊙李杲：干姜，生辛炮苦，阳也，生用逐寒邪而发表，炮则除胃冷而守中。辛热以散里寒，同五味子用以温肺，同人参用以温胃也。⊙朱震亨：干姜，入肺中利肺气，入肾中燥下湿，入肝经引血药生血，同补阴药亦能引血药入气分生血，故血虚发热、产后大热者用之。⊙《本草正》：下元虚冷，而为腹疼泻痢，专宜温补者，当以干姜炒黄用之。若产后虚热，虚火盛而唾血、痢血者，炒焦用之。若炒至黑炭，已失姜性矣。若阴盛格阳、火不归原及阳虚不能摄血，而为吐血、衄血、下血者，但宜炒熟留性用之，最为止血之要药。

【经验阐述】干姜，大热无毒，守而不走，故凡胃中虚冷，纳呆食少、腹痛泄泻、食而不化、元阳欲绝，合以参术附之汤剂，则能回阳温中，诸症立除，故书有附子无姜不热之句。生用逐寒邪而发表，炮则除胃冷而守中，炒黑能止血，炮制之功也。虽说"干姜温中、守而不走"，但"守中即能灌四旁"，故能引经报使，直达病所，引五味子以温肺，同人参以温胃，入肝经引血药入血生血，亦能引血药入气生血，又能引气药入气生血，同白术则能燥湿而补脾，同归、芍则能入气而生血。

19.**肉桂**　辛甘、大热，归心、脾、肝、肾经。擅补火助阳、引火归原、散寒止痛、温经通脉。主治肾阳不足所致的命门火衰、腰膝酸软、阳痿遗精、小便癃闭、频数滴淋、短气喘促、肢冷浮肿、面赤足冷、头晕耳鸣，脘腹冷痛、食减便溏，肾虚腰痛、寒湿痹痛、寒疝疼痛、宫冷不孕、痛经闭经、瘀滞腹痛，阴疽流注及虚寒痈疡、脓成不溃、溃后不敛等。

【文献选录】⊙《医学启源》：补下焦不足，治沉寒痼冷及表虚自汗。⊙王好古：补命门不足，益火消阴。⊙《本草纲目》：肉桂下行，益火之源，此东垣所谓肾苦燥，急食辛以润之，开腠理，致津液，通其气者也。⊙《本草经疏》：桂枝、桂心、肉桂，夫五味辛甘发散为阳，四气热亦阳；味纯阳，故能散风寒；自内充外，故能实表；辛以散之，热以行之，甘以和之，故能入血行血，润肾燥。气薄轻扬，上浮达表，故桂枝治邪客表分之为病；味厚甘辛大热，而下行走里，故肉桂、桂心治命门真火不足，阳虚寒动于中，及一切里虚阴寒、寒邪客里之为病。盖以肉桂、桂心甘辛而大热，所以益阳；甘入血分，辛能横走，热则通行，合斯三者，故擅行血。⊙《本草求真》：肉桂，气味甘辛，其色紫赤，有鼓舞血气之能；性体纯阳，有招导引诱之力。昔人云此体气轻扬，既能峻补命门，复能窜上达表，以通营卫，非若附子气味虽辛，复兼微苦，自上达下，止固真阳，而不兼入后天之用耳。故凡病患寒逆，既宜温中，及因气血不和，欲其鼓舞，则不必用附子，唯以峻补血气之内，加以肉桂，以为佐使，如十全大补、人参养荣之类用此，即是此意。

【经验阐述】桂枝、桂心、肉桂一体三歧，功各不同：桂枝气薄轻扬，上浮达表，故治表虚风邪客之而为病，藉辛甘之味疏风解表而和营卫；桂心、肉桂味厚甘辛大热，下行走里，故治命门火衰、阳虚寒生、寒邪客里而为病，盖以甘辛大热，温里益阳，甘入血分，辛能横走，热则通行，合斯三者，故擅行血。

20.桂枝　辛甘、温，归膀胱、心、肺经。擅散寒解表、温通经脉、通阳化气。主治风寒表证、寒湿痹痛、四肢厥冷、经闭痛经、癥瘕结块、胸痹、心悸、痰饮、小便不利。

【文献选录】⊙《本草汇言》：桂枝，散风寒，逐表邪，发邪汗，止咳嗽，去肢节间风痛之药也。气味虽不离乎辛热，但体属枝条，仅可发散皮毛肌腠之间，游行臂膝肢节之处。⊙《本经疏证》：凡药须究其体用，桂枝能利关节，温经通脉，此其体也。《素问·阴阳应象大论》曰，味厚则泄，气厚则发热，辛以散结，甘可补虚。故能调和腠理，下气散逆，止痛除烦，此其用也。盖其用之道有六：曰和营，曰通阳，曰利水，曰下气，曰行痰，曰补中。其功之最大，施之最广，如桂枝汤，则和营其首功也。

【经验阐述】凡药须究其体用：桂枝能利关节，温经通脉，此其体也；辛以散结，甘可补虚，调和营卫，下气散逆，止痛除烦，此其用也。明此"功能、主治"即可恰当配伍，以达复方之效。

21.吴茱萸　辛苦、热，归肝、胃、脾、肾经。擅温中、下气、止痛。主治脘腹冷痛、厥阴头痛、疝痛、脚气肿痛、呕吐吞酸、寒湿泄泻。

【文献选录】⊙《医学启源》：气浮而味降，其用有四：去胸中寒，一也；止心痛，二也；感寒腹痛，三也；消宿酒，为白豆蔻之佐，四也。⊙王好古：冲脉为病，逆气里急，宜以主之。故仲景吴茱萸汤、当归四逆汤方，治厥阴病、温脾胃，皆用此也。⊙《本草纲目》：茱萸辛热，能散能温；苦热，能燥能坚。故所治之证，皆取其散寒温中、燥湿解郁之功而已。咽喉口舌生疮者，以茱萸末醋调，贴两足心，移夜便愈。其性虽热，而能引热下行，盖亦从治之义。

【经验阐述】吴茱萸辛热疏肝暖脾胃而散郁祛寒，为治肝脾不和、呕吐吞酸胸满之主药。但茱萸性擅上行，故必佐苦寒以降之。如左金丸治肝火痰湿嘈杂最效，秦伯未讲兼痰湿重者可加大吴茱萸用量。恩师张海岑擅用吴萸连，疏肝清胃燥湿，治吞酸嘈杂甚验。配制独特，等量配比，凉水共浸，水尽药透，炒至七成，热闷晾干，小量入汤。为方便服用，且免苦口，制丸吞服，名"萸连丸"，亦继承创新也。

22.丁香 辛、温，归脾、胃、肺、肾经。擅温中降逆、温肾助阳。主治脘腹冷痛、食少呕泄、肾虚阳痿、腰膝酸冷、疝积。

【文献选录】⊙《本草通玄》：丁香，温中健胃，须于丸剂中同润药用乃佳。⊙《本草正》：温中快气。治上焦呃逆，除胃寒泻痢，七情五郁。⊙《本草汇》：疗胸痹、阴痛，暖阴户。

【经验阐述】辛温快气，治呃逆，除胃寒，止吐泻。将丁香、吴茱萸、苍术、艾绒、砂仁、肉桂打粉，醋调作膏，名"暖脐贴"，治虚寒泻利甚效。

23.高良姜 辛、热，归脾、胃经。擅温中散寒、理气止痛。主治客寒犯胃所致腹痛吐泻。

【文献选录】⊙《本草汇言》：高良姜，祛寒湿、温脾胃之药也。若老人脾肾虚寒，泄泻自利，妇人心胃暴痛，因气怒、因寒痰者，此药辛热纯阳，除一切沉寒痼冷，功与桂、附同等。苟非客寒犯胃，胃冷呕逆，及伤生冷饮食，致成霍乱吐泻者，不可轻用。⊙《本草新编》：良姜，止心中之痛，然亦必与苍术同用为妙，否则有愈有不愈，以良姜不能去湿故耳。⊙《本草求真》：良姜，同姜、附则能入胃散寒，同香附则能除寒去郁。此虽与干姜性同，但干姜经炮经制，则能以去内寒；此则辛散之极，故能以辟外寒之气也。

【经验阐述】此药辛热纯阳，治沉寒痼冷之胃脘痛甚验，如良附丸。

24.乌贼骨 咸涩、微温，归肝、肾经。擅收敛止血、固精止带、制酸止痛、渗湿敛疮。主治吐血、呕血、崩漏、便血、衄血、创伤出血，以及肾虚滑精、赤白带下、胃痛嘈杂、嗳气泛酸、湿疹溃疡。

【文献选录】⊙《本草经疏》：乌贼鱼骨，味咸，气微温无毒，入足厥阴、少阴经。厥阴为藏血之脏，女人以血为主，虚则漏下赤白，或经汁血闭，寒热癥瘕；少阴为藏精之脏，主隐曲之地，虚而有湿，则阴蚀肿痛，虚而寒客之，则阴中寒肿，男子肾虚，则精竭无子，女子肝伤，则血枯无孕。咸温入肝肾，通血脉而祛寒湿，诸症除，精血足，令人有子也。

【经验阐述】乌贝散治吞酸、嘈杂、胃痛，取其收敛止血、制酸止痛之功。

25.诃子 苦酸涩、平，归肺、大肠经。擅敛肺、涩肠、下气、利咽。主治久泻、久痢、脱肛、喘咳痰嗽、久咳失音。

【文献选录】⊙《药品化义》：诃子能降能收，兼得其善，盖金空则鸣，肺气为火邪郁遏，以致吼喘咳嗽，或至声哑，用此降火敛肺，则肺窍无壅塞，声音清亮矣。取其涩可去脱，若久泻久痢，则实邪去而元气脱，用此同健脾之药，固涩大肠，泻痢自止。但苦能泄气，真气太虚者，宜少用之。⊙《本经逢原》：诃子，苦涩降敛，生用清金止嗽，煨熟固脾止泻，古方取苦以化痰涎，涩以固滑泄也。

【经验阐述】诃子苦所以泄，涩所以收。生用则能清金行气，煨用则能暖胃固肠。肾虚久泻用四神丸，取其暖胃固肠之功，必煨熟用。

26.肉豆蔻 辛、温，归脾、胃、大肠经。擅温中涩肠、行气消食。主治虚泻、冷痢、脘腹胀痛、食少呕吐、宿食不消。

【文献选录】⊙《日华子本草》：调中，下气，止泻痢，开胃，消食。⊙《本草纲目》：暖脾胃，固大肠。⊙《本草求原》：治肾泄，上盛下虚，诸逆上冲，元阳上浮而头痛。⊙《本草经疏》：肉豆蔻，辛味能散能消，温气能和中通畅。其气芬芳，香气先入脾，脾主消化，温和而辛香，故开胃，胃喜暖故也。

【经验阐述】肉豆蔻，为暖脾胃、固大肠、消宿食、止泄泻之要药。能固大肠，则元气不走，脾气自健，非补脾也。肾虚久泻用四神丸，取其温脾胃、固大肠之功，必煨熟用。

二、消积导滞类

针对"饮食劳倦伤脾胃，胃肠属腑，泻而不藏，以通为用，以泻为补"之生理病理特点，及时消积导滞，复其功用。五脏六腑、四肢百骸皆禀气于胃。胃纳脾运，输布周身，周身皆得其养，故曰脾胃者后天之本也。胃肠属腑，泻而不藏，若饮食不节，暴饮暴食，伤脾害胃，纳运失司，积滞不化，则厌食、口臭、饱胀、胃痛、吐泻作矣；郁而化热，火克食，则消谷善饥；愈食愈积，化火伤气，火与元气不两立，而身困乏力，虚汗淋漓，动则益甚。以致胃强脾弱之"积热证"形成。胃强者，阴火盛，更能食；脾弱者，虚不运，积更甚。积热者，由积化热，积热甚，火毒生，咽肿、疖肿、痤疮、便秘、大便黑黏不爽等症接踵而至。正所谓"脾胃一病，百病丛生"。此乃积热证发生、发展、演变之过程，知此当防，治未病也。除未病先防、饮食有节外，初病积滞不化，消而导之即愈，焦三仙、十消食饮（验方制剂）、保和丸之类可也；进而积滞化热，盖积不消热难除，故消积导滞清胃火，积消热除矣，槟榔、牵牛、枳术消积丸之类必用；胃肠积热火毒，由气及血，气滞血瘀，急当消积导滞、通腑泻热、凉血解毒，白头翁、牵牛子、枳术消积丸（验方制剂）、大承气汤之类是也。鉴于此，选常用药阐述于下。

1.枳壳 苦辛酸、温，归脾、胃、大肠经。擅理气宽胸、行滞消积。主治胸膈痞满、胁肋胀痛、食积不化、脘腹胀满、下痢后重、脱肛、子宫脱垂。

【文献选录】⊙《本草纲目》：枳实、枳壳，气味功用俱同，上世亦无分别，魏、晋以来，始分实、壳之用。洁古张氏、东垣李氏，又分治高治下之说。大抵其功皆能利气，气下则痰喘止，气行则痞胀消，气通则痛刺止，气利则后重除，故以枳壳利胸膈，枳实利肠胃。然张仲景治胸痹痞满，以枳实为要药；诸方治下血痔痢，大肠秘塞，里急后重，又以枳壳为通用。则枳实不独治下，而壳不独治高也。盖自飞门至魄门，皆肺主之，三焦相通，一气而已。则二物分之可也，不分亦无伤。

【经验阐述】一言以蔽之，宽胸下气枳壳缓而枳实速也。气味所主，大略相同，但枳实形小，其气全，其性烈，故擅下达；枳壳形大，其气散，其性缓，故其行稍迟。主风痒麻痹，通利关节，止风痛，皆其功也。盖肺主皮毛，胃主肌肉，此药有苦泄辛散之功，兼能引诸风药入于二脏，故为治风所需。以此足见枳术丸配伍之妙深，用途之广泛。

2.山楂 酸甘、微温，归脾、胃、肝经。擅消食积、化滞瘀。主治饮食积滞所致脘腹胀痛、泄泻痢疾，以及血瘀所致痛经、闭经、产后腹痛、恶露不尽。

【文献选录】⊙朱震亨：山楂，大能克化饮食。若胃中无食积，脾虚不能运化，不思食者，多服之，反克伐脾胃生发之气也。⊙《本草经疏》：有积滞则成下痢，产后恶露不尽，蓄于太阴部分则为儿枕痛。山楂能入脾胃，消积滞，散宿血，故治水痢及产妇腹中块痛也。大抵其功长于化饮食，健脾胃，行结气，消瘀血，故小儿、产妇宜多食之。⊙《本草通玄》：山楂，味中和，消油垢之积，故幼科用之最宜，核有功力，不可去也。

【经验阐述】山楂，能克化饮食，但脾虚失运、不思饮食、无积或过用者，反克伐脾胃生发之气，适得其反。大凡有化饮食、健脾胃、行结气、消瘀血四大功用。我临床常以山楂、炒决明子、葛根、生普洱四味，粉碎泡茶饮，治高血压、高脂血症，简便廉验。

3.麦芽 甘、平，归脾、胃、肝经。擅消食化积、回乳。主治食积不消所致腹满泄泻、恶心呕吐、食欲不振，以及乳汁郁积、乳房胀痛。

【文献选录】⊙《药性论》：消化宿食，破冷气，去心腹胀满。⊙《滇南本草》：宽中，下气，止呕吐，消宿食，止吞酸吐酸，止泻，消胃宽膈，并治妇人奶乳不收，乳汁不止。⊙《本草纲目》：麦蘗、谷芽、粟蘗，皆能消导米、面、诸果食积。但有积者能消化，无积而久服，则消人元气也，不可不知。若久服者，须同白术诸药兼用，则无害。⊙《医学衷中参西录》：大麦芽，能入脾胃，消化一切饮食积聚，为补助脾胃之辅佐品，若与参、术、芪并用，能运化其补益之力，不至作胀满，为其性擅消化，兼能通利二便，虽为脾胃之药，而实擅疏肝气。夫肝主疏泄，为肾行气，为其力能疏肝，擅助肝木疏泄以行肾气，故又擅于催生。至妇人乳汁为血所化，因其擅于消化，微兼破血之性，故又擅回乳。入丸散剂可炒用，入汤剂皆宜生用。

【经验阐述】大麦芽，和中消食之药也。炒香开胃、宣五谷味，以除烦闷；生用力猛，主消麦面食积、癥瘕气结、胸膈胀满、郁结痰涎、小儿伤乳，又能行上焦滞血。回乳之说，引丹溪用法：大麦芽二两，炒香，捣去皮为末，分作四服立消，其性气之锐，散血行气，迅速如此。之所以回乳，盖乳汁为血所化，其擅于消化，又兼破血之性，故擅回乳。

4.**神曲**　甘辛、温，归脾、胃经。擅健脾和胃、消食化积。主治饮食停滞所致消化不良、脘腹胀满、食欲不振、呕吐泻利。

【文献选录】⊙《本草经疏》：古人用曲，即造酒之曲，其气味甘温，性专消导，行脾胃滞气，散脏腑风冷。神曲乃后人专造，以供药用，加倍于酒曲。⊙《本草正》：神曲，味甘气平，炒黄入药，擅助中焦土脏，健脾暖胃，消食下气，化滞调中，逐痰积，破癥瘕，运化水谷，除霍乱、胀满、呕吐。其气腐，故能除湿热；其性涩，故又止泻痢。疗女人胎动因滞，治小儿腹坚因积。⊙《本草求真》：神曲，辛甘、气温，其物本于白面、杏仁、赤小豆、青蒿、苍耳、红蓼六味，作饼蒸郁而成，其性六味为一，故能散气调中、温胃化痰、逐水消滞。小儿补脾，医多用此以为调治，盖取辛不甚散，甘不甚壅，温不见燥也。然必合以补脾等药，并施则佳。

【经验阐述】神曲，味甘，炒香，香能醒脾，甘能洽胃，以此平胃气，理中焦；生用力胜，主消米谷食积，痰滞癥结，胸满疟痞，小儿腹坚，皆能奏绩。

5.**炒莱菔子**　辛甘、平，归脾、胃、肺经。擅消食导滞、降气化痰。主治食积气滞、脘腹胀满、便秘、腹泻、下痢后重、咳嗽多痰、气逆喘满。

【文献选录】⊙朱震亨：莱菔子治痰，有推墙倒壁之功。⊙《本草纲目》：莱菔子之功，长于利气，生能升，熟能降。升则吐风痰，散风寒，发疮疹；降则定痰喘咳嗽，调下痢后重，止内痛。皆是利气之效。⊙《本草新编》：萝卜子，能治喘胀，然古人用于人参之中，反奏功如神。少加萝卜子以制人参，则喘胀不敢增，而仅得消喘胀之益，此所谓相制而相成也。或问萝卜子专解人参，一用萝卜子则人参无益矣。此不知萝卜子而并不知人参者也。人参得萝卜子，其功更神，盖人参补气，骤服气必难受，非止喘胀之症为然，得萝卜子以行其补中之利气，则气平而易受，是萝卜子平气之有余，非损气之不足，实制人参以平其气，非制人参以伤其气也。⊙《医学衷中参西录》：莱菔子，无论或生或炒，皆能顺气开郁，消胀除满，此乃化气之品，非破气之品。盖凡理气之药，单服久服，未有不伤气者，而莱菔子炒熟为末，每饭后移时服钱许，借以消食顺气，转不伤气，因其能多进饮食，气分自得其养也。若用以除满开郁，而以参、芪、术诸药佐之，虽多服久服，亦何至伤气分乎。

【经验阐述】莱菔子最解人参，何以相伍而功如神？人参大补元气治之虚，骤补拒之反胀满，少佐莱菔子以平其气，非伤其气，乃配伍之妙也。莱菔子炒熟为末，佐餐少许，借以消食顺气、助消化，胃气自得其养也，因胃肠属腑，以通为用，以泻为补。枳术消积丸（验方制剂）即以此为君，治积热病功效显著。

6.鸡内金 甘、平，归脾、胃、小肠、膀胱经。擅健脾消食、涩精止遗、消癥化石。主治消化不良、饮食积滞、呕吐反胃、泄泻下痢、小儿疳积、遗精、遗尿、小便频数、泌尿系结石及胆结石、癥瘕经闭、牙疳口疮。

【文献选录】⊙《本草经疏》：肫乃消化水谷之所，其气通达大肠、膀胱二经。有热则泻痢、遗溺，得微寒之气则热除，而泻痢、遗溺自愈矣。烦因热而生，热去故烦自止也。今世又以之治诸疳疮多效。⊙《要药分剂》：小儿疳积病，乃肝脾二经受伤，以致积热为患。鸡肫皮能入肝而除肝热，入脾而消脾积，故后世以此治疳病也。⊙《医学衷中参西录》：鸡内金，鸡之脾胃也。中有瓷石、铜、铁皆能消化，其擅化瘀积可知。（脾胃）居中焦以升降气化，若有瘀积，气化不能升降，是以易致胀满，用鸡内金为脏器疗法。若再与白术等份并用，为消化瘀积之要药，更为健补脾胃之妙品，脾胃健壮，益能运化药力以消积也。不但能消脾胃之积，无论脏腑何处有积，鸡内金皆能消之，是以男子疢癖，女子癥瘕，久久服之，皆能治愈。又凡虚劳之证，其经络多瘀滞，加鸡内金于滋补药中，以化其经络之瘀滞，而病始可愈。至以治室女月信一次未见者，尤为要药。盖以能助归、芍以通经，又能助健补脾胃之药，多进饮食以生血也。

【经验阐述】胃气旺则食消药布，鸡内金为健补脾胃之妙品，脾胃健壮，益能运化药力以消积也。小儿脾虚及积滞、疳证，疳积消颗粒剂（验方制剂）即重用此品，疗效显著。

7.**大黄**　苦、寒，归胃、大肠、肝、脾、心包经。擅清热泻火、凉血祛瘀、通腑排毒。主治实热便秘、湿热泻痢、黄疸目赤、咽喉肿痛、口舌生疮、吐血咯血、便血尿血、蓄血经闭、血瘀腹痛、癥瘕积聚、跌打损伤、热毒痈疡、丹毒烫伤、积热诸症。

【文献选录】⊙《汤液本草》：大黄，阴中之阴药，泄满，推陈致新，去陈垢而安五脏，谓如戡定祸乱以致太平无异，所以有将军之名。入手、足阳明，以酒引之，上至高巅，以舟楫载之，胸中可浮。以苦泄之性峻至于下，以酒将之，可行至高之分，若物在巅，人迹不至，必射以取之也，故太阳阳明、正阳阳明承气汤中，俱用酒浸，唯少阳阳明为下经，故小承气汤中不用酒浸也，杂方有生用者，有面裹蒸熟者，其制不等。⊙《本草正》：大黄，欲速者生用，泡汤便吞；欲缓者熟用，和药煎服。气虚同以人参，名黄龙汤；血虚同以当归，名玉烛散。佐以甘草、桔梗，可缓其行；佐以芒硝、厚朴，益助其锐。用之多寡，酌人实虚，假实误用，与鸩相类。

【经验阐述】仲景方中用大黄经验最丰，配伍最妙，应用至广。余治积热多取此功，亦读仲景之一得也。

8.**芒硝**　咸苦、寒，归胃、大肠经。擅软坚泻下。主治实热积滞、腹胀便秘。

【文献选录】⊙成无己：《内经》，咸味下泄为阴。又云，咸以软之，热淫于内，治以咸寒。气坚者以咸软之，热盛者以寒消之，故张仲景大陷胸汤、大承气汤、调胃承气汤皆用芒硝以软坚去实热。结不至坚者，不可用也。

【经验阐述】咸寒软坚泻热、荡涤通腑排毒为其长，用之得当，立竿见影，临证常用于胃肠积热瘀毒污浊之重者，非大黄、芒硝泡服，不可荡涤也。无结坚实热、老人便秘者，勿用。

9.牵牛子 苦、寒，归肺、肾、大肠经。擅利水通便、祛痰逐饮、消积杀虫。主治水肿、腹水、大便秘结、食滞虫积。

【文献选录】⊙李杲：牵牛子辛烈，泻人元气，比诸辛药泻气尤甚，以其辛之雄烈故也。今重为备言之，若病湿胜，湿气不得施化，致大小便不通，则宜用之耳，湿去则气得周流，所谓五脏有邪，更相平也。⊙《本草正义》：牵牛，擅泄湿热，通利水道，亦走大便，此物甚滑，通泄是其专长，古今主治，皆用之于湿热气滞，实肿胀满，二便不通。古方中凡用末子，均称止用头末，正以其皮黏韧，不易细碎，只用头末，则弃其皮，而可无辛蓥之毒，颇有意味可思。此药功用，固已包举无遗，甄权申之，则曰治痃癖气块，利大小便；东垣谓除气分湿热，三焦壅结；濒湖谓逐痰饮，通大肠气秘、风秘、杀虫。亦皆主结滞壅塞立论。

【经验阐述】牵牛苦寒清降，入大肠走谷道，消积驱虫，入肾经，走水道，行水利尿。胃肠积热，见便秘黑黏不爽，以此合白头翁、槟榔、黄芩等苦寒之品，消积导滞、通腑泻热，积去则热除矣。李杲谓其辛烈，泻人元气。古方只用头末，弃其皮。吾试之，用于小儿积热之症，照此炮制，的确性平和而功效显著。

10.槟榔 苦辛、温，归胃、大肠经。擅消积驱虫、下气行水。主治食积虫积、脘腹胀痛、泻痢后重、脚气水肿。

【文献选录】⊙《本草经疏》：槟榔，入手、足阳明经。夫足阳明为水谷之海，手阳明为传导之官，二经相为贯输，以运化精微者也。此药辛能散结破滞，苦能下泄杀虫，故主如上诸症也。⊙甄权：宣利五脏六腑壅滞，破胸中气，下水肿，治心痛积聚。⊙《日华子本草》：下一切气，通关节，利九窍，健脾调中，破癥结，皆取其辛温走散，破气坠积，能下肠胃有形之物耳。

【经验阐述】一物两品，果实为槟榔，外壳为大腹皮，二者同中有异：槟榔性沉重，消有形之积滞，如枳术消积丸（验方制剂）中用槟榔治积滞不化；大腹皮性轻浮，散无形之滞气，如大槟榔丸则二者同用，以消积导滞、行气利水，治痞满水肿。

三、清热解毒类

针对积热火毒为患，失治误治酿成复杂重症者，以清热解毒结合消积导滞，清解通腑，使邪去正复。"六淫为害，以火为最"，火热至盛则为毒，欲解其毒，必清其热。热之由来，六淫所袭，时疫之犯，外邪致也；饮食所伤，烦劳则张，内源也。无论内外皆邪也，邪之所凑，驱之而安。外邪表散而出，内邪清泻而下，邪去则正安。若失治误治，闭门留寇，则伤脾胃。纳运失司，积热火毒为患，百病由生，非攻邪通下排毒不能祛邪。热盛毒郁，当清热解毒。轻重缓急，表里内外，各有章法。就积热火毒、内郁外发所致诸病，最宜之药，选介如下。

1.金银花 甘、寒，归心、肺、胃经。擅清热解毒。主治温病初期、毒痢高热、痈肿疔疮、痘疹、积热火毒诸症。

【文献选录】⊙《本草通玄》：金银花，主胀满下痢，消痈散毒，补虚疗风，近世但知其消毒之功，昧其胀痢风虚之用，余于诸症中用之，屡屡见效。⊙《本经逢原》：金银花，解毒去脓，泻中有补，痈疽溃后之圣药。但气虚脓清、食少便泻者勿用。⊙《生草药性备要》：能消痈疽疔毒，止痢疾，洗疮疮，去皮肤血热。

【经验阐述】清热解毒概其总功，对内外热毒皆有奇效。其藤名曰忍冬藤，功同其花，力稍逊，用之需加倍，于热痹尤宜。积热阳明，胃火亢盛，消谷善饥者，合黄芩、栀子、苦参功用，功效显著。

2.连翘 苦、微寒，归肺、心、小肠经。擅清热解毒、消痈散结、清心胃郁火。主治风热感冒、温热时病、食积发热。

【文献选录】⊙《神农本草经》：主寒热，瘰疬，痈肿恶疮，瘿瘤，结热。⊙《日华子本草》：通小肠，排脓。治疮疖，止痛，通月经。

【经验阐述】金银花、连翘是最常用清热解毒圣药，广泛应用于临床各科，凡热毒证皆可应用。与辛凉解表剂为伍，治温病初期、痘疹未透、疮疡之初而见表证者；与消积导滞药合治积热火毒为患，积去则热除；与苦寒药为伍，治湿热毒盛、赤痢、疫痢、目疾赤肿、咽喉肿痛等；与凉血药为伍，治热毒传入营血而见发斑、神昏、心烦等。

3.蒲公英　苦甘、寒，归肝、胃经。擅清热解毒、消痈散结、养阴凉血、舒筋固齿、泻火通乳。主治肠痈、感冒发热、咽喉肿痛、齿痛龈肿、咳嗽、胃火、肠炎、痢疾、噎膈。

【文献选录】⊙《本草新编》：蒲公英，至贱而有大功，惜世人不知用之。阳明之火，每至燎原，用白虎汤以泻火，未免太伤胃气。盖胃中之火盛，由于胃中土衰也，泻火而土愈衰矣。故用白虎汤以泻胃火，乃一时之极宜，而不可恃之为经久也。蒲公英亦泻胃火之药，但其气甚平，既能泻火，又不损土，可以长服久服而无碍。凡系阳明之火起者，俱可大剂服之，火退而胃气自生。但其泻火之力甚微，必须多用，一两，少亦五六钱，始可散邪辅正耳。或问，蒲公英泻火，止泻阳明之火，不识各经之火，亦可尽消之乎？曰，火之最烈者，无过阳明之焰，阳明之火降，而各经余火无不尽消。蒲公英虽非各经之药，而各经之火，见蒲公英而尽伏，即谓蒲公英能消各经之火，亦无不可也。或问，蒲公英与金银花，同是消痈化疡之物，二物毕竟孰胜？夫蒲公英止入阳明、太阴二经，而金银花则无经不入，蒲公英不可与金银花同于功用也。然金银花得蒲公英而其功更大。⊙《医林纂要》：蒲公英能化热毒，解食毒，消肿核，疗疔毒乳痈，皆泻火安上之功。通乳汁，以形用也。固齿牙，去阳明热也。人言一茎两花，高尺许，根下大如拳，旁有人形拱抱，捣汁酒和，治噎膈神效。吾所见皆一茎一花，亦鲜高及尺者，然亦治噎膈。⊙《随息居饮食谱》：清肺，利嗽化痰，散结消痈，养阴凉血，舒筋固齿，通乳益精。

【经验阐述】古人云，火之最烈者，无过阳明之焰。胃火之盛，缘于土衰也，若以苦寒泻火而土愈衰。然蒲公英气甚平，既能泻胃火，补脾和胃，又不损土，久服无碍，凡阳明之火起者，俱可大剂服之，火退而胃气自生，始可散邪辅正耳。阳明之火降，而各经余火无不尽消。对癌症术后患者，我以蒲公英、牡丹皮凉血活瘀清热，可促进刀口愈合，减少吻合口炎发生率。

4.马齿苋　酸、寒，归大肠、肝经。擅清热解毒、凉血止痢、除湿通淋。主治热毒泻痢、热淋、赤白带下、崩漏、痔血。

【文献选录】⊙《素问玄机原病式》：诸痛痒疮，皆属心火。马齿苋辛寒能凉血散热，故主癥结、痈疮疔肿、白秃及三十六种风结疮，捣敷则肿散疔根拔，绞汁服则恶物当下，内外施之皆得也。辛寒通利，故寒热去，大小便利也。苦能杀虫，寒能除热，故主杀诸虫，去寸白，止渴；辛寒能散肺家之热，故主目盲白翳也。⊙《本草正义》：马齿苋，最擅解痈肿热毒，亦可作敷药，《蜀本草》称其酸寒，寇宗奭谓其寒滑，陈藏器谓治诸肿、破痃癖、止消渴，皆寒凉解热之正治。⊙《食疗本草》：明目，亦治疳痢。

【经验阐述】马齿苋，最擅解痈肿热毒、清胃肠湿热赤白痢疾。我童年患热病，痢下赤白、腹痛，叔父桂梧用此捣汁，加红白糖为引，我服之即瘥。马齿苋作为外敷药，消肿止血神效。阳明积热证多用之，以其有寒，具清热解毒、凉血化瘀、通下恶物之功。

5.前胡　苦辛、微寒，归肺经。擅疏散风热、降气化痰。主治外感风热、肺热痰郁、咽痒即咳、痰黄稠黏、胸膈满闷。

【文献选录】⊙《本草纲目》：前胡，其功长于下气，故能治痰热喘嗽、痞膈呕逆诸疾。气下则火降，痰亦降矣，所以有推陈致新之绩，为痰气要药。⊙《本草汇言》：如伤风之证，咳嗽痰喘，声重气盛，此邪在肺经也，用前胡俱能治之。⊙《滇南本草》：解散伤风伤寒，发汗要药，止咳嗽，升降肝气，明目退翳，出内外之痰。

【经验阐述】下气利咽，止咳化痰，除内外痰，与射干、蒲公英、桔梗、甘草合为一剂，治外感喉源性咳嗽甚效，小儿加山楂、炒莱菔子以消食下气。

6.射干　苦、寒，归肺经。擅清热解毒、祛痰利咽、消瘀散结。主治咽喉肿痛、咳嗽痰喘、瘰疬结核、疟母癥瘕、痈肿疮毒。

【文献选录】⊙《神农本草经》：主咳逆上气，喉痹咽痛，不得消息，散结气，腹中邪逆，食饮大热。⊙《名医别录》：疗老血在心脾间，咳唾、言语气臭，散胸中热气。⊙《珍珠囊》：去胃中痈疮。⊙《滇南本草》：治咽喉肿痛、咽闭喉风、乳蛾、疟腮红肿、牙根肿烂，攻散疮痈、一切热毒等症。⊙《本草纲目》：降实火，利大肠，治疟母。射干，能降火，故古方治喉痹咽痛为要药。

【经验阐述】射干疗咽痹，而消痈肿，破癥散结，消痰止咳。治疗喉源性咳嗽，与前胡、鱼腥草、蒲公英、山楂、莱菔子等配伍，每用辄效。

7.桔梗　辛、平，归肺经。擅宣肺、祛痰、利咽、排脓。主治咳嗽痰多、咽喉肿痛、肺痈吐脓。

【文献选录】⊙《本草纲目》：王好古《医垒元戎》载之颇详，云失音加诃子，声不出加半夏，上气加陈皮，涎嗽加知母、贝母，咳渴加五味，酒毒加葛根，少气加人参，呕加半夏、生姜，唾脓血加紫菀，肺痿加阿胶，胸膈不利加枳壳，心胸痞满加枳实，目赤加栀子、大黄，面肿加茯苓，腹痛加黄芪，发斑加防风、荆芥，疫毒加鼠黏子、大黄，不得眠加栀子。⊙《本草崇原》：桔梗，治少阳之胁痛，上焦之胸痹，中焦之肠鸣，下焦之腹满。又惊则气上，恐则气下，悸则动中，是桔梗为气分之药，上中下皆可治也。⊙《名医别录》：利五脏肠胃，补血气，除寒热、风痹，温中消谷，疗喉咽痛。

【经验阐述】咽喉痛、痰嗽属风寒外闭者宜之。甘桔汤，用之甚广，通治咽喉口舌诸病。宋仁宗加荆芥、防风、连翘，遂名如圣汤，极言其验也。《医垒元戎》载之颇详，加减应用范围扩大，值得参阅。

8.川贝母　辛、平，归肺、心经。擅清热润肺、化痰止咳、散结消肿。主治肺虚久咳、虚劳咳嗽、燥热咳嗽、肺痈、瘰疬、痈肿、乳痈。

【文献选录】⊙《本草汇言》：贝母，开郁、下气、化痰之药也。润肺消痰，止咳定喘，则虚劳火结之证，贝母专司首剂。故配知母，可以清气滋阴；配芩、连，可以清痰降火；配参、芪，可以行补不聚；配归、芍，可以调气和营；又配连翘，可以解郁毒，治项下瘰核；配二陈，代半夏用，可以清肺消痰、和中降火者也。以上修用，必以川者为妙。若解痈毒、破癥结、消实痰、敷恶疮，又以土者为佳。然川者味淡性优，土者味苦性劣，二者宜分别用。

【经验阐述】贝母，乃肺经气分药也，邪热郁肺，辛以散结，苦以泄邪，寒以清热，故主邪气也。开郁、下气、化痰之药也。

9.**浙贝母**　苦、寒，归肺、心经。擅清热化痰、降气止咳、散结消肿。主治风热或痰热咳嗽、肺痈吐脓、瘰疬瘿瘤、疮痈肿毒，并可制酸。

【文献选录】⊙《本草纲目拾遗》：解毒利痰，开宣肺气，凡肺家夹风火有痰者宜此。⊙《本草正义》：象贝母蓄寒泄降，而能散结。

【经验阐述】浙贝母配乌贼骨为乌贝散，为抑制胃酸名方；配牡蛎、玄参为消瘰丸。

10.**芦根**　甘、寒，归肺、胃、膀胱经。擅清热生津、除烦止呕。主治热病烦渴、胃热呕吐、肺热咳嗽、肺痈吐脓。

【文献选录】《玉楸药解》：清降肺胃，消荡郁烦，生津止渴，除呕下食，治噎哕懊憹。

【经验阐述】肺胃与鼻口相通，向外界开放，是六淫、疫毒之温热燥邪常犯之地，燥热伤阴。芦根清热生津、除烦止呕，肺热清而表气和，邪热散，痘疹透，感冒愈；胃热清而津液生，呕恶、烦渴皆止。

11.**葛根**　甘辛、凉，归脾、胃、肺、膀胱经。擅解肌退热、发表透疹、生津止渴、升阳止泻。主治外感发热、头项强痛、温病口渴、消渴病、泄泻、痢疾。

【文献选录】⊙李杲：干葛，其气轻浮，鼓舞胃气上行，生津液，又解肌热，治脾胃虚弱泄泻圣药也。⊙《本草经疏》：葛根，解散阳明温病热邪之要药也，故主消渴，身大热，热壅胸膈作呕吐。⊙《本草正》：葛根，用此者，用其凉散，虽擅达诸阳经，而阳明为最，以其气轻，故擅解表发汗。凡解散之药多辛热，此独凉而甘，故解温热时行疫疠。

【经验阐述】葛根，气味皆薄，最能升发脾胃清阳陷下之气；其气甘凉，故擅解表发汗，治外感温热之邪。

12.**柴胡**　苦辛、微寒，归肝、胆经。擅解表退热、疏肝解郁、升举阳气、调畅气机、推陈致新。主治外感发热、寒热往来、肝郁胁痛、乳胀、头痛头眩、月经不调、气虚下陷。

【文献选录】⊙《本草经疏》：柴胡，为少阳经表药。主心腹肠胃中结气，饮食积聚，寒热邪气，推陈致新，除伤寒心下烦热者。⊙《本草经百种录》：柴胡，肠胃之药也。观经中所言治效，皆主肠胃，以其气味轻清，能于顽土中疏理滞气，故其功如此。

【经验阐述】柴胡多用能祛散肌表，少用能升提下陷。凡三焦胆热，或偏头风，或耳内生疮，或潮热胆痹，或两胁刺痛，用柴胡清肝散，以疏肝胆之气，诸症悉愈。凡肝脾血虚，骨蒸发热，用逍遥散，以此同白芍抑肝散火，以清抑郁之气，而血虚之热自退。

13.竹茹　甘、微寒，归肺、胃经。擅清热化痰、除烦止呕、安胎凉血。主治肺热咳嗽、烦热惊悸、胃热呕呃、妊娠恶阻、胎动不安。

【文献选录】⊙《药品化义》：竹茹，轻可去实，凉能去热，苦能降下，专清热痰，为宁神开郁佳品。主治胃热噎膈，胃虚干呕，热呃咳逆，痰热恶心，酒伤呕吐，痰涎酸水，惊悸怔忡，心烦躁乱，睡卧不宁，此皆胆胃热痰之症，悉能奏效。⊙《本经逢原》：竹茹专清胃腑之热，为虚烦烦渴、胃虚呕逆之要药；咳逆唾血，产后虚烦，无不宜之。《金匮》治产后虚烦呕逆，有竹皮大丸。《千金》治产后内虚，烦热短气，有甘竹茹汤；产后虚烦头痛，短气，闷乱不解，有淡竹茹汤。内虚用甘以安中，闷乱用淡以清胃，各有至理存焉。其性虽寒而滑能利窍，可无郁遏客邪之虑。

【经验阐述】阳明有热，则为呕恶。竹茹甘寒，专解阳明之热，热退则呕止。竹茹，质轻可去实，性凉能去热，味苦能降下，为宁神开郁佳品。胆胃热痰所生诸症，尽能除之。

14.大青叶　苦、寒，归心、胃经。擅清热解毒、凉血化斑。主治高热烦渴、神昏、斑疹、吐血、衄血、黄疸、泻痢、丹毒、痈疮。

【文献选录】⊙《本草纲目》：能解心胃热毒，不特治伤寒也。诸蓝形虽不同，而性味不远，故能解毒除热。主热毒痢、黄疸、喉痹、丹毒。⊙《本经逢原》：泻肝胆之实火，正以祛心胃之邪热，所以小儿疳热、丹毒为要药。

【经验阐述】大青叶，能解心胃热毒，凉血化斑，故常用于丹毒、痈疮、疱疹、积热病。

15.茵陈　苦辛、微寒，归脾、胃、肝、胆经。擅清热利湿、退黄。主治黄疸、湿疮瘙痒，利小便。

　　【文献选录】⊙《汤液本草》：仲景茵陈栀子大黄汤，治湿热也；栀子柏皮汤，治燥热也。⊙《本草经疏》：茵陈，其主风湿寒热，邪气热结，黄疸，通身发黄，小便不利及头热，皆湿热在阳明、太阴所生病也。苦寒能燥湿除热，湿热去，则诸症自退矣，除湿散热结之要药也。⊙《本草述钩元》：茵陈，发陈致新，与他味之逐湿热者殊，而渗利为功者，尤难相匹。试思人身湿热之病居多，如七情、房劳、酒食违宜，劳役过度，伤其中气，以累元气，致脾阳大损，不能为胃行其津液者，何可胜数。然则小便不利及赤涩者，乃湿兼热甚，大都始于胃，次及脾，更次及肾，自微而甚，皆茵陈之对治。⊙《本草正义》：茵陈，味淡利水，乃治脾、胃二家湿热之专药。荡涤肠胃，外达皮毛，非此不可。盖行水最捷，故凡下焦湿热瘙痒，及足胫跗肿，湿疮流水，并皆治之。⊙《医学入门》：消遍身疮疥。

　　【经验阐述】茵陈，发陈致新，渗利为功，清热利湿、散结之要药也。乃治脾、胃二家湿热之专药。湿疸、酒疸，身黄、溲赤如酱，皆胃土蕴湿积热之证，古今皆以此物为主，其效甚速。

　　16.**败酱草**　辛苦、微寒，归胃、大肠、肝经。擅清热解毒、活血排脓。主治肠痈、肺痈、痈肿、痢疾。

　　【文献选录】⊙《本草纲目》：败酱，擅排脓破血，故仲景治痈，及古方妇人科皆用之。乃易得之物，而后人不知用，盖未遇识者耳。⊙《本草正义》：此草有陈腐气，故以败酱得名。

　　【经验阐述】此药苦寒，清胃肠实热瘀结。

　　17.**槐花**　苦、微寒，归肝、大肠经。擅凉血止血、清肝明目。主治肠风便血、痔疮下血、血痢。

　　【文献选录】⊙《日华子本草》：治五痔，心痛，眼赤，杀腹藏虫及热，治皮肤风，并肠风泻血，赤白痢。

　　【经验阐述】槐花性苦寒，可清阳明热毒，凉大肠热。

　　18.**青蒿**　苦辛、寒，归肝、胆经。擅清热、解暑、除蒸、截疟。主治暑热、暑湿、湿温、虚热、疟疾、黄疸。

【文献选录】⊙《本草新编》：青蒿，专解骨蒸劳热，尤能泻暑热之火，泻火热又不耗气血，用之以佐气血之药，大建奇功。可君可臣，而又可佐可使，无往不宜也，但必须多用。因其体既轻，而性兼补阴，少用转不得力。青蒿之退阴火，退骨中之火也，然不独退骨中之火，即肌肤之火，未尝不其泻之也，故阴虚而又感邪者，最宜用耳。青蒿最宜与沙参、地骨皮共用，则泻阴火更捷。青蒿能别骨中之火，行于皮肤；而沙参、地骨皮只能凉骨中之火，而不能外泄也。

【经验阐述】青蒿与沙参、牡丹皮、地骨皮配伍应用，则泻阴火更捷。

19.白头翁　苦、寒，归胃、大肠经。擅清热解毒、清胃肠热毒、止痢、燥湿杀虫。主治赤白痢疾、湿疹、痤疮、积热火毒、鼻衄、崩漏、血痔、寒热温疟、带下、阴痒、瘰疬、痈疮、眼目赤痛。

【文献选录】⊙李杲：张仲景治热痢下重，用白头翁汤主之，盖肾欲坚，急食苦以坚之，痢则下焦虚，故以纯苦之剂坚之。⊙《本草纲目拾遗》：去肠垢，消积滞。⊙《本草经疏》：白头翁，暑伏足阳明经，则发温疟；伏手阳明经，则病毒痢，滞下纯血；狂易鼻衄者，血热也；寒热者，血瘀也；癥瘕、积聚、瘿气，靡不由血凝而成。积滞停留则腹痛，金疮血凉则痛自止。苦能下泄，辛能解散，寒能除热凉血，具诸功能，故悉主之，殆散热凉血行瘀之要药欤？

【经验阐述】白头翁苦能下泄，寒能除热凉血，故能凉血、消瘀、解湿毒、去肠垢、消积滞、疗咽肿，治秃疮、瘰疬、癥瘕、血痔、偏坠，并明目、消疣。

四、凉血化瘀类

疾病病情发展，由气及血，血热而瘀，故可以凉血化瘀，调和气血，使病得愈。饮食劳倦伤脾胃，致纳运失司，积滞化热，正如《本草新编》所云："火之最烈者，无过阳明之焰。"盖胃火之盛，缘于土衰，若以苦寒直折则土愈衰、火愈烈，故必先消积导滞，积去热除，火退而胃气自生。余热未清者，唯东垣补脾胃泻阴火之法为宜。阳明之火降，而各经余火无不尽消。若疾病失治误治，由气及血，血热而瘀，治当凉血化瘀，根据病机演变过程、轻重，而辨证选用清热、凉血、化瘀、止血药有序治之，以达气血调和之目的。

1.**牡丹皮**　苦辛、微寒，归心、肝、肾经。擅清热凉血、活血散瘀。主治热入血分、骨蒸潮热、痛经。

【文献选录】⊙张元素：牡丹皮，治神志不足，神不足者手少阴，志不足者足少阴，故仲景八味丸用之，能泻阴中之火。牡丹皮入手厥阴、足少阴，治无汗骨蒸；地骨皮入足少阴、手少阳，治有汗骨蒸也。牡丹皮治无汗之骨蒸，须与青蒿子、天麦门冬、沙参、地黄、五味子、牛膝、枸杞之属同用，始得其力。⊙《本草纲目》：牡丹皮，治手足少阴、厥阴四经血分伏火。盖伏火即阴火也，阴火即相火也，古方唯以此治相火，故仲景肾气丸用之。后人乃专以黄柏治相火，不知丹皮之功更胜也。赤花者利，白花者补，人亦罕悟，宜分别之。⊙《本草经疏》：牡丹皮，其味苦而微辛，其气寒而无毒，辛以散结聚，苦寒除血热，入血分，凉血热之要药也。寒热者，阴虚血热之候也。中风瘈疭、痉、惊痫，皆阴虚内热，营血不足之故。热去则血凉，凉则新血生、阴气复，阴气复则火不炎，而无因热生风之证矣，故悉主之。痈疮者，热壅血瘀而成也。凉血行血，故疗痈疮。辛能散血，苦能泻热，故能除血分邪气，及癥坚瘀血留舍肠胃。脏属阴而藏精，喜清而恶热，热除则五脏自安矣。⊙《本草汇言》：沈拜可先生曰，按《深师方》用牡丹皮，同当归、熟地则补血；同莪术、桃仁则破血；同生地、芩、连则凉血；同肉桂、炮姜则暖血；同川芎、白芍药则调血；同牛膝、红花则活血；同枸杞、阿胶则生血；同香附、牛膝、归、芎，又能调气而和血。若夫阴中之火，非配知母、白芍药不能去；产后诸疾，非配归、芎、益母不能行。又欲顺气疏肝，和以青皮、柴胡；达痰开郁，和以贝母、半夏。若用于疡科排脓、托毒、凉血之际，必协乳香、没药、白芷、羌活、连翘、金银花辈，乃有济也。

【经验阐述】阴虚血热之候，热去血凉，则新血生、阴气复，火不炎，风不生。牡丹皮，擅治手足少阴、厥阴四经血分伏火，以此为君组方可治也。血中气药也。擅治女人经脉不通，及产后恶血不止。又治衄血吐血，崩漏淋血，跌仆瘀血，凡一切血气为病，统能治之，皆取其凉血散瘀益阴之功也。

2.**赤芍**　苦、微寒，归肝经。擅清热凉血、活血祛瘀。主治闭经、痛经、癥瘕积聚。

【文献选录】⊙《药品化义》：赤芍，味苦能泻，带酸入肝，专泻肝火。盖肝藏血，用此清热凉血。入洞然汤，治暴赤眼；入犀角汤，清吐衄血；入神仙活命饮，攻诸毒热壅，以消散毒气；入六一顺气汤，泻大肠闭结，使血脉顺下。以其能主降，擅行血滞，调女人之经，消瘀通乳；以其性禀寒，能解热烦，祛内停之湿，利水通便。较白芍味苦重，但能泻而无补。⊙李东垣：赤芍药破瘀血而疗腹痛，烦热亦解。仲景方中多用之者，以其能定寒热，利小便也。⊙陶弘景：芍药赤者小利，俗方以止痛，乃不减当归。

【经验阐述】赤芍用于生四物汤中，常与牡丹皮等凉血散血药配伍。

3.**栀子**　苦、寒，归心、肺、三焦经。擅泻火除烦、清热利湿、凉血解毒。主治热病心烦、肝火目赤、湿热黄疸、吐血衄血、血痢尿血、口舌生疮、疮疡肿毒。

【文献选录】⊙《本草衍义》：仲景治(伤寒)发汗吐下后，虚烦不得眠；若剧者，必反复颠倒，心中懊恼，栀子豉汤治之。虚故不用大黄，有寒毒故也。栀子虽寒无毒，治胃中热气，既亡血、亡津液，腑脏无润养，内生虚热，非此物不可去。又治心经留热，小便赤涩，用去皮山栀子、火煨大黄、连翘、甘草（炙）等份，末之，水煎三钱服，无不利也。⊙《丹溪心法》：山栀子仁，大能降火，从小便泻去。其性能屈曲下降，人所不知。亦治痞块中火邪。大凡心膈之痛，须分新久。若明知身受寒气、口吃寒物而得病者，于初得之时，当与温散或温利之药。若曰病得之稍久则成郁，久郁则蒸热，热久必生火，《原病式》中备言之矣，若欲行温散温利，宁无助火添病耶！古方中多以山栀子为热药之向导，则邪易伏、病易退，正易复而病安。⊙《本草思辨录》：栀子，其治在心、肝、胃者多，在肺者少。苦寒涤热，而所涤为瘀郁之热，非浮散之热，亦非坚结之热。能解郁不能攻坚，亦不能平逆，故阳明之腹满有燥屎，肺病之表热咳逆，皆非其所司。独取其秉肃降之气以敷条达之用，擅治心烦与黄疸耳。心烦或懊憹或结痛，黄疸或寒热不食或腹满便赤，皆郁也。心烦、心下濡者为虚，胸中窒者为实。实与虚皆汗吐下后余邪留踬，皆宜吐去其邪。栀子解郁而性终下行，何以能吐？协以香豉，则一升一降，邪不任受则吐。黄疸之瘀热在表，其本在胃，栀子入胃涤热下行，更以走表利便之茵陈辅之，则瘀消热解而疸以愈。

【经验阐述】栀子凉心肾，鼻衄最宜。明知身受寒气、口吃寒物而得病者，于初得时，遂以温散药即愈；病久郁蒸化热生火，当用栀子以清少阴之热，而五内邪热自去，胃中热气亦除。近治一95岁老妪，便秘5年，5～7天一次，干结如羊屎，每赖开塞露排便数枚，伴吞酸嘈杂、皮肤瘙痒、烦躁不寐、脉细弦、舌质红、舌体胖边有齿痕。证属阴虚肠燥便秘，治宜滋阴润肠、通腑泻热，药用辽沙参、麦门冬、生首乌、火麻仁、决明子、吴萸连、白芍、生白术、炒牛蒡子、生熟地黄、栀子、豆豉。服至第2剂，始排干结屎粪块多枚，一昼夜大便6次，成条黑色软便、量多；服第3剂，一日排6次暗黄软条大便，腹虽软，但心烦懊憹、口干欲饮、消谷善饥。此属积热宿便速下，气血津液无以润养腑脏，而内生虚热，故懊憹不已。急以清热养阴、补中益气（西洋参、麦门冬、沙参、栀子、豆豉、生地黄、蒲公英、白芍、牡丹皮、地骨皮、吴萸连、甘草），诸症缓解。正谓汗吐下后，阳液大伤，五内失养，引火自救也，继以滋阴益气而平。

4.凌霄花 辛、微寒，归肝、心包经。擅清热凉血、化瘀散结、祛风止痒。主治血滞经闭、痛经、癥瘕、崩中漏下、血热风痒、疮疥瘾疹、酒齄鼻。

【文献选录】⊙《神农本草经》：主治妇人乳余疾，崩中癥瘕血闭，寒热羸瘦，养胎。⊙《本草衍义补遗》：凌霄花，治血中痛之要药也，且补阴捷甚，盖有守而独行，妇人方中多用何哉。⊙《本草纲目》：凌霄花及根，甘酸而寒，茎叶带苦，行血分，能去血中伏火，故主产乳崩漏诸疾及血热生风之证也。

【经验阐述】血热而瘀亦伤阴，凌霄花及根，甘酸而寒，茎叶带苦，行血分，能去血中伏火，补阴甚捷，故能凉血化瘀而补阴也。

5.紫草　咸甘、寒，归心、肝经。擅凉血、活血、透疹、解毒。主治斑疹、麻疹、吐血、衄血、尿血、紫癜、黄疸、痈疽、烫伤。

【文献选录】⊙《本草纲目》：紫草，其功长于凉血活血，利大小肠。故痘疹欲出未出，血热毒盛，大便闭涩者宜用之；已出而紫黑、便秘者亦可用；若已出而红活，及白陷、大便利者，切宜忌之。⊙《本草经疏》：紫草为凉血之要药，故主心腹邪热之气。五疸者，湿热在脾胃所成，去湿除热利窍，其疸自愈。邪热在内，能损中气，邪热散即能补中益气矣。苦寒性滑，故利九窍而通利水道也。腹肿胀满痛者，湿热瘀滞于脾胃，则中焦受邪而为是病，湿热解而从小便出，则前证自除也。合膏药疗小儿痘疮及面，皆凉血之效也。⊙《本草正义》：紫草，气味苦寒，而色紫入血，故清理血分之热。古以治脏腑之热结，后人则专治痘疡，而兼疗斑疹，皆凉血清热之正旨。杨仁斋以治痈疡之便闭，则凡外疡家血分实热看，皆可用之。且一切血热妄行之实火病，及血痢、血痔、溲血、淋血之气壮邪实者，皆在应用之例。而今人仅以为痘家专药，治血热病者，治外疡者，皆不知有此，疏矣。

【经验阐述】紫草为凉血、清热之要药，故主心腹邪热之气。邪热在内，能损中气，邪热散即能补中益气矣。湿热瘀滞于脾胃则腹胀满痛，紫草治脏腑之湿热结痛。

6.玄参　甘苦咸、微寒，归肺、胃、肾经。擅清热凉血、滋阴降火、解毒散结。主治身热、烦渴、舌绛、发斑、津伤便秘、咽喉肿痛。

【文献选录】⊙张元素：玄参，乃枢机之剂，管领诸气上下，肃清而不浊，风药中多用之。故《活人书》玄参升麻汤，治汗下吐后毒不散，则知为肃清枢机之剂。以此论之，治空中氤氲之气，无根之火，以玄参为圣药。⊙《本草正义》：玄参，禀至阴之性，专主热病，味苦则泄降下行，故能治脏腑热结等证。味又辛而微咸，故直走血分而通血瘀。亦能外行于经隧，而消散热结之痈肿。寒而不峻，润而不腻，性情与知、柏、生地黄近似，而较为和缓，流弊差轻。玄参赋禀阴寒，能退邪热，而究非滋益之品。⊙《医学衷中参西录》：玄参，味甘微苦，性凉多液，原为清补肾经之药。

又能入肺以清肺家燥热，解毒消火，最宜于肺病结核、肺热咳嗽。《本经》谓其治产乳余疾，因其性凉而不寒，又擅滋阴，且兼有补性，故产后血虚生热及产后寒温诸症，热入阳明者，用之最宜。愚生平治产后外感实热，其重者用白虎加人参汤，以玄参代方中知母；其轻者用拙拟滋阴清胃汤（玄参两半，当归三钱，生杭芍四钱，茅根三钱，甘草钱半）亦可治愈。诚以产后忌用凉药，而既有外感实热，又不得不以凉药清之，唯石膏与玄参，《本经》皆明载治产乳，故敢放胆用之。然石膏又必加人参以辅之，又不敢与知母并用。至滋阴清胃汤中重用玄参，亦必以四物汤中归、芍辅之，此所谓小心放胆并行不悖也。《本经》又谓玄参能明目，诚以肝开窍于目，玄参能益水以滋肝木，故能明目。且目之所以能视者，在瞳子中神水充足，神水固肾之精华外现者也，以玄参与柏实、枸杞并用，以治肝肾虚而生热，视物不了了者，恒有捷效也。又外感大热已退，其人真阴亏损，舌干无津，胃液消耗，口苦懒食者，愚恒用玄参两许，加潞党参二三钱，连服数剂自愈。

【经验阐述】玄参，禀至阴之性，故能退邪热，专主热病。苦则泄降，能治脏腑热结；味微咸，直走血分而化瘀；外行经隧，而消散热结之痈肿；寒而不峻，润而不腻，性情与知、柏、生地黄近似。

7.**徐长卿** 辛、温，归肝、胃经。擅祛风止痒、活血解毒、消肿。主治风湿痹痛、脘腹疼痛、小便不利、泄泻、痢疾、湿疹、荨麻疹、毒蛇咬伤、腰痛、牙痛。

【文献选录】⊙《中国药植志》：治一切癌症和肚痛，胃气痛，食积，霍乱。⊙《福建民间草药》：益气，逐风，强腰膝，解蛇毒。

【经验阐述】临证与土茯苓、薏苡仁、刺蒺藜、地肤子、牡丹皮、生首乌、大青叶、凌霄花等配伍，治湿疹、荨麻疹等皮肤病甚效，皆取其清热凉血、除湿解毒之功。

8.**土茯苓** 甘淡、平，归肝、胃经。擅解毒除湿、通利关节。主治淋浊、泄泻、筋骨挛痛、脚气、痈肿、疮癣、瘰疬、瘿瘤。

【文献选录】⊙《滇南本草》：治五淋白浊，兼治杨梅疮毒、丹毒。⊙《本草纲目》：健脾胃，强筋骨，祛风湿，利关节，止泄泻。治拘挛骨痛、恶疮痈肿，解汞粉、银朱毒。⊙《江西草药》：杀虫解毒，治瘰疬，小儿疳积。

【经验阐述】利湿清热，常用于湿热下注、带证、湿疹甚效。

9.**生首乌**　苦甘涩、微温，归肝、肾经。擅润肠通便、祛风解毒。主治肠燥便秘、风疹瘙痒、疮痈、瘰疬、痔疮。

【文献选录】⊙《本草正义》：首乌，专入肝肾，补养真阴，且味甚厚，稍兼苦涩，性则温和，皆与下焦封藏之理符合，故能填精益气，具有阴阳平秘作用，非如地黄之偏于阴凝可比。好古谓泻肝风，乃是阴不涵阳，水不养木，乃致肝木生风，此能补阴，则治风先治血，血行风自灭，亦其所宜。但此是滋补以熄风，必不可误以为泻肝。⊙《开宝本草》：主瘰疬，消痈肿，疗头面风疮，五痔，止心痛，悦颜色，亦治妇人产后及带下诸疾。

【经验阐述】生用清热解毒、祛风疗疮、润肠通便；蒸用滋补肝肾、养血生发、填髓生精。验之临床，确极见功。

10.**香附**　辛、微苦、甘，平，归肝、脾、三焦经。擅理气解郁、安胎、调经止痛。主治胁肋胀痛、乳房胀痛、疝气疼痛、月经不调、脘腹疼痛、嗳气吞酸、呕恶、经行腹痛、崩漏带下、胎动不安。

【文献选录】⊙《本草纲目》：香附之气平而不寒，香而能窜，其味多辛能散，微苦能降，微甘能和。生则上行胸膈，外达皮肤；熟则下走肝肾，外彻腰足。炒黑则止血，得童溲浸炒则入血分而补虚，盐水浸炒则入血分而润燥，青盐炒则补肾气，酒浸炒则行经络，醋浸炒则消积聚，姜汁炒则化痰饮。⊙《本草经疏》：莎草根，治妇人崩漏、带下、月经不调者，皆降气、调气、散结、理滞之所致也，盖血不自行，随气而行，气逆而郁，则血亦凝涩，气顺则血亦从之而和畅，此女人崩漏带下，月事不调之病所以咸须之耳。然须辅之以益血凉血之药，气虚者兼入补气药乃可奏功也。⊙《本草求真》：香附，专属开郁散气，与木香行气貌同实异，木香气味苦劣，故通气甚捷，此则苦而不甚，故解郁居多，且性和于木香，故可加减出入，以为行气通剂，否则宜此而不宜彼耳。⊙《滇南本草》：调血中之气，开郁，宽中，消食，止呕吐。

【经验阐述】香附能推陈致新，功专开郁散气。《韩氏医通》之黄鹤丹（方用香附一斤，黄连半斤，洗晒为末，水糊丸梧桐子大），外感，葱姜汤下；内伤，米饮下；气病，木香汤下；血病，酒下；痰病，姜汤下；火病，白汤下，余可类推。青囊丸〔香附（略炒）一斤，乌药（略炮）五两三钱，共研为末，水醋煮面糊为丸〕，头痛，茶下；痰气，姜汤下；血病，酒下为妙。二方附此，备试之。

11.三七　甘、微苦，温，归肝、胃经。擅止血、散血、定痛。主治跌仆瘀肿、胸痹绞痛、癥瘕、血瘀经闭、痛经、产后瘀阻腹痛、疮痈肿痛。

【文献选录】⊙《本草纲目》：三七，近时始出，南人军中用为金疮要药，云有奇功。又云凡杖仆伤损，瘀血淋漓者，随即嚼烂罨之即止，青肿者即消散。产后服亦良。大抵此药气味温甘微苦，乃阳明、厥阴血分之药，故能治一切血病，与麒麟竭、紫矿相同。止血，散血，定痛。金刃箭伤，跌仆杖疮，血出不止者，嚼烂涂，或为末掺之，其血即止。⊙《医学衷中参西录》：三七，诸家多言性温，然单服其末数钱，未有觉温者。擅化瘀血，又擅止血妄行，为吐衄要药，病愈后不至瘀血留于经络，证变虚劳（凡用药强止其血者，恒至血瘀经络成血痹虚劳）。兼治二便下血，女子血崩，痢疾下血鲜红久不愈（宜与鸦胆子并用），肠中腐烂，浸成溃疡，所下之痢色紫腥臭，杂以脂膜，此乃肠烂欲穿（三七能化腐生新，是以治之）。为其擅化瘀血，故又擅治女子癥瘕，月事不通，化瘀血而不伤新血，允为理血妙品。外用擅治金疮，以其末敷伤口，立能血止疼愈。若跌打损伤，内连脏腑经络作疼痛者，外敷内服，奏效尤捷。疮疡初起肿痛者，敷之可消（当与大黄末等份，醋调敷）。凡疮之毒在于骨者，皆可用三七托之外出也。

【经验阐述】三七功擅化瘀止血、消肿定痛，临床将其分为化瘀、止血、定痛、消肿四大功用，不论内服外用，均极见功。张锡纯认为"一味三七，可代《金匮》下瘀血汤，而较下瘀血汤尤为稳妥也"。黄宫绣亦赞其止痛之功曰："世人仅知功能止血住痛，殊不知痛因血瘀则痛作，血因敷散则血止，三七气味苦温，能入血分化其瘀，故瘀消则痛住血止。"于此可见，对其化瘀之功，均极推崇。吾验方制剂"胃康胶囊"用之，以消瘀止痛。胃脘痛证，无论其主因如何，但其疼痛均为气滞血瘀使然。欲止其痛，必先理气消瘀，故方以甘松、三七为君。

12.川芎　辛、温，归肝、胆、心包经。擅活血祛瘀、行气开郁、祛风止痛。主治月经不调、经闭痛经、产后瘀滞、胸胁疼痛、头痛眩晕。

【文献选录】⊙《医学启源》：补血，治血虚头痛。润肝燥，补风虚。⊙《主治秘要》：芎䓖其用有四，少阳引经一也，诸头痛二也，助清阳三也，湿气在头四也。⊙张元素：芎䓖上行头目，下行血海，故清神四物汤所皆用也。⊙李杲：头痛须用川芎，如不愈，加各引经药。太阳羌活，阳明白芷，少阳柴胡，太阴苍术，厥阴吴茱萸，少阴细辛。⊙《本草纲目》：燥湿，止泻痢，行气开郁。芎䓖，血中气药也，肝苦急以辛补之，故血虚者宜之；辛以散之，故气郁者宜之。⊙《丹溪心法》：苍术、抚芎，总解诸郁，随证加入诸药，凡郁皆在中焦，以苍术、抚芎开提其气以升之。⊙《本草汇言》：芎䓖，上行头目，下调经水，中开郁结，血中气药。尝为当归所使，非第治血有功，而治气亦神验也。味辛性阳，气擅走窜而无阴凝黏滞之态，虽入血分，又能去一切风、调一切气。同苏叶，可以散风寒于表分；同芪、术，可以温中气而通行肝脾；同归、芍，可以生血脉而贯通营阴。产科、眼科、疮肿科，此为要药。

【经验阐述】川芎辛温香散，行气开郁、活血化瘀，不可过用，否则易耗气伤血。

13.三棱　辛苦、平，归肝、脾经。擅破血行气、消积止痛。主治癥瘕痞块、瘀滞经闭、痛经、食积胀痛、胃痛。

【文献选录】⊙王好古：三棱，破血中之气，肝经血分药也。三棱、莪术治积块疮硬者，乃坚者削之也。通肝经积血，治疮肿坚硬。⊙《医学衷中参西录》：三棱气味俱淡，微有辛意；莪术味微苦，气微香，亦微有辛意。性皆微温，为化瘀血之要药。以治男子痃癖，女子癥瘕，月经不通，性非猛烈而建功甚速。其行气之力，又能治心腹疼痛、胁下胀疼，一切血凝气滞之症。若与参、术、芪诸药并用，大能开胃进食，调血和血。若细核二药之区别，化血之力三棱优于莪术，理气之力莪术优于三棱。⊙《本草经疏》：三棱，从血药则治血，从气药则治气。老癖癥瘕积聚结块，未有不由血瘀、气结、食停所致，苦能泄而辛能散，甘能和而入脾，血属阴而有形，此所以能治一切凝结停滞有形之坚积也。洁古谓其能泻真气，真气虚者勿用，此见谛之言也。故凡用以消导，必资人参、芍药、地黄之力，而后可以无弊，观东垣五积方皆有人参，意可知矣。何者？盖积聚癥瘕，必由元气不足，不能运化流行致之，欲其消也，必借脾胃气旺，能渐渐消磨开散，以收平复之功，如只一味专用克消，则脾胃之气愈弱，后天之气益亏，将见故者不去，新者复至矣。戒之哉。

【经验阐述】三棱、莪术，皆具化瘀行气之功，往往相兼而用。然同中有异，三棱化瘀力宏，莪术理气为胜。同为祛邪之品，吾临证用之，每每与补气健脾药为伍，是遵洁古之训。

14.**莪术** 辛苦、温，归肝、脾经。擅行气破血、消积止痛。主治血气心痛、饮食积滞、脘腹胀痛、血滞经闭、痛经、癥瘕瘤痞、积块。

【文献选录】⊙《本草经疏》：心腹痛者，非血气不得调和，即是邪客中焦所致。中恶疰忤鬼气，皆由气不调和，脏腑壅滞，阴阳乖隔，则疫疠疰忤鬼气，得以凭之。气香烈，能调气通窍，窍利则邪无所容而散矣。解毒之义，亦同乎是。其主霍乱、冷气、吐酸水及饮食不消，皆行气之功也，故多用酒磨。又疗妇人血气结积，丈夫奔豚，入肝破血行气故也，多用醋磨。

【经验阐述】参见"三棱"条。

15.**丹参** 苦、微寒，归心、心包、肝经。擅活血祛瘀、调经止痛、养血安神、凉血消痈。主治月经不调、痛经、经闭、产后腹痛、心腹疼痛、癥瘕积聚、热痹肿痛、跌打损伤、热入营血、烦躁不安、心烦失眠、痈疮肿毒。

【文献选录】⊙《本经逢原》：《本经》治心腹邪气，肠鸣幽幽如走水等疾，皆瘀血内滞而化为水之候。止烦满益气者，瘀积去而烦满愈，正气复也。⊙《重庆堂随笔》：丹参，降而行血，血热而滞者宜之，故为调经产后要药。设经早或无血经停，及血少不能养胎而胎不安，与产后血已畅行者，皆不可惑于功兼四物之说，并以其有参之名而滥用之。即使功同四物，则四物汤原治血分受病之药，并非补血之方，石顽先生已辨之矣。至补心之说，亦非如枸杞、龙眼，真能补心之虚者，以心藏神而主血，心火太动则神不安，丹参清血中之火，故能安神定志；神志安，则心得其益矣。凡温热之邪，传入营分者则用之，亦此义也。若邪在气分而误用，则反引邪入营，不可不慎。

【经验阐述】瘀积去，而烦满愈，正气复也。血热而滞者宜之。排脓止痛，生肌长肉；破宿血，补新生血；安生胎，落死胎。

16.益母草　辛苦、微温，归肝、心、膀胱经。擅补血化瘀、活血调经、利尿消肿。主治月经不调，经闭，胎漏难产，胞衣不下，产后血晕，瘀血腹痛。

【文献选录】⊙《本草汇言》：益母草，行血养血，行血而不伤新血，养血而不滞瘀血，诚为血家之圣药也。⊙《本草求真》：益母草，消水行血，祛瘀生新，调经解毒，为胎前胎后要剂。是以无胎而见血淋、血闭、血崩，带下血痛，既胎而见胎漏，临产而见产难，已产而见血晕、疔痈、乳肿等症，服此皆能祛瘀生新。盖味辛则于风可散、血可活，味苦则于瘀可消、结可除，加以气寒，则于热可疗，并能临证酌施，则于母自有益耳。

【经验阐述】益母草，行血养血，祛瘀生新，诚为血家调经之圣药也。临产危急之症，益母草统能治之。

17.桃仁　苦甘、平，归心、肝、大肠经。擅破血行瘀、润燥滑肠。主治经闭、癥瘕、热病蓄血、风痹、跌打损伤、瘀血肿痛、血燥便秘。

【文献选录】⊙成无己：肝者血之源，血聚则肝气燥。肝苦急，急食甘以缓之。桃仁之甘以缓肝散血，故张仲景抵当汤用之，以治伤寒八九日，内有蓄血，发热如狂，小腹满痛，小便自利者。又有当汗失汗，热毒深入，吐血及血结胸，烦躁谵语者，亦以此汤主之。与虻虫、水蛭、大黄同用。⊙《本经逢原》：桃仁，为血瘀血闭之专药。苦以泄滞血，甘以生新血。毕竟破血之功居多，观《本经》主治可知。仲景桃核承气、抵当汤，皆取破血之用。又治热入血室、瘀积癥瘕、经闭、疟母、心腹痛、大肠秘结，亦取散肝经之血结。

【经验阐述】肝苦急，急食甘以缓之。桃仁之甘以缓肝散血，苦以泄滞血，甘以生新血，为血瘀血闭之专药。

18.**鸡血藤** 苦、微甘，温，归肝、肾经。擅活血舒筋、养血调经。主治手足麻木、肢体瘫痪、风湿痹痛、月经不调、痛经、闭经、诸般血虚。

【文献选录】⊙《本草纲目拾遗》：活血，暖腰膝，已风瘫。⊙《本草再新》：补中燥胃。⊙《饮片新参》：祛瘀血，生新血，流利经脉。

【经验阐述】鸡血藤甘以养血，辛以活血，藤有通经活络之能，故能养血调经、活血止痛、通经活络。凡血虚血瘀之证，皆可配伍而用。

19.**蒲黄** 甘、平，归肝、心包经。擅止血、祛瘀、利尿。主吐血、咯血、衄血、便血、崩漏、外伤出血、心腹疼痛、经闭腹痛、产后瘀痛、痛经、跌仆肿痛、血淋涩痛、带下、口疮、聤耳、阴下湿痒。

【文献选录】⊙《本草汇言》：蒲黄，性凉而利，能洁膀胱之原，清小肠之气，故小便不通，前人所必用也。至于治血之方，血之上者可清，血之下者可利，血之滞者可行，血之行者可止。凡生用则性凉，行血而兼消；炒用则味涩，调血而且止也。⊙《本草正义》：蒲黄，专入血分，以治香之气，兼行气分，故能导瘀结而治气血凝滞之病。⊙《神农本草经》：主心腹膀胱寒热，利小便，止血，消瘀血。

【经验阐述】生则性凉，行血消瘀；炒则味涩，调血止血。

20.**乳香** 辛苦、温，归心、肝、脾经。擅活血行气、通经止痛、消肿生肌。主治气血凝滞、心腹疼痛、痈疮肿毒、跌打损伤、痛经、产后瘀血刺痛。

【文献选录】⊙《本草纲目》：乳香香窜，入心经，活血定痛，故为痈疽疮疡、心腹痛要药。《素问》云，诸痛痒疮疡，皆属心火是矣。产科诸方多用之，亦取其活血之功耳。杨清叟云：凡人筋不伸者，敷药宜加乳香，其性能伸筋。⊙《医学衷中参西录》：乳香、没药，二药并用，为宣通脏腑、流通经络之要药，故凡心胃胁腹肢体关节诸疼痛皆能治之。又擅治女子行经腹疼，产后瘀血作痛，月事不以时下。具通气活血之力，又擅治风寒湿痹，周身麻木，四肢不遂及一切疮疡肿疼，或其疮硬不疼。外用为粉以敷疮疡，能解毒、消肿、生肌、止疼，虽为开通之品，不至耗伤气血，诚良药也。

乳香、没药，最宜生用，若炒用之则其流通之力顿减，至用于丸散中者，生轧作粗渣入锅内，隔纸烘至半熔，候冷轧之即成细末，此乳香、没药去油之法。

【经验阐述】乳香，活血祛风、舒筋止痛之药也。乳香香窜入心，既能使血宣通而筋自伸，复能入肾温补，使气与血互相通活，俾气不令血阻，血亦不被气碍，故云行气活血之品。我所拟治瘀血胃脘痛之制剂"胃康胶康"即用制乳没。

21.**没药**　苦辛、平，归肝、脾、心经。擅活血止痛、消肿生肌。主治胸腹瘀痛、痛经经闭、癥瘕、跌打损伤、痈肿疮疡、肠痈、目赤肿痛。

【文献选录】⊙《本草衍义》：没药，大概通滞血，打扑损疼痛，皆以酒化服。血滞则气壅凝，气壅凝则经络满急，经络满急，故痛且肿。⊙《医学入门》：东垣云，没药在治疮散血之科。此药推陈致新，故能破宿血，消肿止痛，为疮家奇药也。⊙《本草纲目》：乳香活血，没药散血，皆能止痛消肿、生肌，故二药每每相兼而用。

【经验阐述】乳香、没药二药每每相兼而用，功效倍增。凡恶疮痔漏，皆因血热瘀滞而成，凉血散瘀则血止肿消。

22.**独活**　辛苦、微温，归肾、膀胱经。擅祛风胜湿、散寒止痛。主治风寒湿痹、腰膝疼痛、头痛齿痛。

【文献选录】⊙《汤液本草》：独活，治足少阴伏风，而不治太阳，故两足寒湿，浑不能动止，非此不能治。⊙《本草求真》：独活，辛苦微温，比之羌活，其性稍缓，凡因风干足少阴肾经，伏而不出，发为头痛，则能擅搜而治矣，以故两足湿痹，不能动履，非此莫瘳；风毒齿痛，头眩目晕，非此莫攻，因其所胜而为制也。且有风自必有湿，故羌则疗水湿游风，而独则疗水湿伏风也。羌之气清，行气而发散营卫之邪；独之气浊，行血而温养营卫之气。羌有发表之功，独有助表之力。羌行上焦而上理，则游风头痛、风湿骨节疼痛可治；独行下焦而下理，则伏风头痛、两足湿痹可治。二活虽属治风，而用各有别，不可不细审耳。⊙《名医别录》：疗贼风及百节痛风，无问久新，则芳香走窜，固无微不至，亦防风之流亚也。独活气味雄烈，芳香四溢，故能宣通百脉，调和经络，通筋骨而利机关，凡寒湿邪之痹于肌肉，着于关节者，非利用此气雄味烈之陈，不能直达于经脉骨节之间，故为风痹痿软诸大证必不可少之药。

【经验阐述】独活，擅行血分，祛风行湿散寒之药也。凡病风之证，如头项不能俯仰，腰膝不能屈伸，或痹痛难行，麻木不用，皆风与寒之所致，暑与湿之所伤也，必用独活之苦辛而温，活动气血，宣通气道，祛散寒邪，自顶至膝，以散肾经伏风。独活之气浊，疗水湿伏风，行血而温养营卫之气，助表之力，行下焦而下理，治伏风头痛、两足湿痹；羌活之气清，疗水湿游风，行气而发散营卫之邪，发表之力，行上焦而上理，治游风头痛、风湿骨节疼痛。

23.威灵仙　辛咸、温，归膀胱经。擅祛风除湿、通络止痛、搜风止痉。主治风湿痹痛、肢体麻木、筋脉拘挛、屈伸不利、脚气肿痛、疟疾、骨鲠咽喉、痰饮积聚。

【文献选录】⊙《开宝本草》：主诸风，宣通五脏，去腹内冷滞，心膈痰水久积，癥瘕痃癖气块，膀胱宿脓恶水，腰膝冷疼及疗折伤。⊙《药品化义》：灵仙，性猛急，盖走而不守，宣通十二经络。主治风、湿、痰壅滞经络中，致成痛风走注，骨节疼痛，或肿，或麻木。风胜者，患在上，湿胜者，患在下，二者郁遏之久，化为血热，血热为本，而痰则为标矣，以此疏通经络，则血滞痰阻，无不立豁。若中风手足不遂，以此佐他药宣行气道。酒拌，治两臂痛。

【经验阐述】威灵仙辛散温通，性猛善走，通十二经，故善治拘挛掣痛、磨牙。余曾治积热磨牙症，用芍药甘草汤兼重用威灵仙取效。

24.羌活　辛苦、温，归膀胱、肾经。擅散表寒、祛风湿、利关节、止痛。主治外感风寒、头痛无汗、风寒湿痹、风水浮肿、疮疡肿毒。

【文献选录】⊙《医学启源》：羌活，治肢节疼痛，手足太阳本经风药也。加川芎治足太阳、少阴头痛，透关利节，又治风湿。⊙《本草汇言》：羌活功能条达肢体，通畅血脉，攻彻邪气，发散风寒风湿。故疡证以之能排脓托毒，发溃生肌；目证以之治羞明隐涩，肿痛难开；风证以之治痿、痉、癫痫，麻痹厥逆。盖其体轻而不重，气清而不浊，味辛而能散，性行而不止，故上行于头，下行于足，遍达肢体，以清气分之邪也。⊙《本经逢原》：羌活乃却乱反正之主帅，风能胜湿，故羌活能治水湿，与芎藭同用，治太阳、厥阴头痛，发汗散表，透关利节，非时感冒之仙药也。昔人治劳力感寒，于补中益气汤中用之，深得补中寓泻之意。

【经验阐述】用于风寒感冒之颈背凉、骨节肌肉酸痛，常与桂枝、葛根配伍。

五、滋补肝肾类

疾病之发展进程，久则正衰邪进，气阴耗伤，阴虚阳亢，故以滋补肝肾，则正复邪去。肝肾居下焦、藏精血，乙癸同源，养血疏肝、滋水涵木则阴平阳秘。故选滋补肝肾类常用药介绍如下。

1.当归　甘辛、温，归肝、心、脾经。擅补血活血、调经止痛、润燥滑肠。主治血虚诸症，如月经不调、经闭痛经、癥瘕结聚、虚寒腹痛、肌肤麻木、肠燥便难、赤痢后重、痈疽疮疡、跌仆损伤等。

【文献选录】⊙《注解伤寒论》：脉者血之府，诸血皆属心，凡通脉者必先补心益血，故张仲景治手足厥寒、脉细欲绝者，用当归之苦温以助心血。⊙《汤液本草》：归肝、心、脾经，入手少阴，以其心主血也；入足太阴，以其脾裹血也；入足厥阴，以其肝藏血也。头能破血，身能养血，尾能行血，用者不分，不如不使。若全用，在参、芪皆能补血，在牵牛、大黄皆能破血。佐使定分，用者当知。从桂、附、茱萸则热，从大黄、芒硝则寒。唯酒蒸当归，又治头痛，以其诸头痛皆属木，故以血药主之。⊙《韩氏医通》：当归主血分之病，川产力刚可攻，秦产力柔宜补。凡用本药宜酒制，而痰独以姜汁浸透，导血归原之理，熟地黄亦然。血虚以人参、石脂为佐，血热配以生地黄、姜黄、条芩，不绝生化之源；血积配以大黄，妇人形肥，血化为痰，二味姜浸，佐以利水药。要之，血药不容舍当归，故古方四物汤以为君，芍药为臣，地黄分生熟为佐，川芎为使，可谓典要云。

【经验阐述】当归之苦温以助心血。心生血，必借气而生血。故临证用之，当归补血汤即借黄芪补气生血，黄芪用量五倍于当归，足见归少芪多之制，旨在补气而生血。

2.熟地黄 甘、微温，归肝、肾经。擅补血滋润、益精填髓。主治血虚之面色萎黄、眩晕心悸、月经不调，肝肾阴亏之潮热盗汗、遗精阳痿、不孕不育、腰膝酸软、耳鸣耳聋，头目昏花、须发早白、消渴便秘，肾虚喘促。

【文献选录】⊙张元素：熟地黄补肾，血衰者须用之。又脐下痛，属肾经，非熟地黄不能除，乃通肾之药也。⊙《药品化义》：熟地，藉酒蒸熟，味苦化甘，性凉变温，专入肝脏补血。因肝苦急，用甘缓之，兼主温胆，能益心血，更补肾水。凡内伤不足，苦志劳神，忧患伤血，纵欲耗精，调经胎产，皆宜用此。安五脏，和血脉，润肌肤，养心神，宁魂魄，滋补真阴，封填骨髓，为圣药也。⊙《本草正》：阴虚而神散者，非熟地之守不足以聚之；阴虚而火升者，非熟地之重不足以降之；阴虚而躁动者，非熟地之静不足以镇之；阴虚而刚急者，非熟地之甘不足以缓之；阴虚而水邪泛滥者，舍熟地何以自制；阴虚而真气散失者，舍熟地何以归原；阴虚而精血俱损，脂膏残薄者，舍熟地何以厚肠胃。且犹有最玄最妙者，则熟地兼散剂方能发汗，何也？以汗化于血，而无阴不作汗也。熟地兼温剂始能回阳，何也？以阳生于下，而无复不成乾也，然而阳性速，人参少用，亦可成功，阴性缓，熟地非多，难以奏效。而个人有畏其滞腻者，则崔氏何以用肾气丸而治痰浮？有畏其滑泽者，则仲景何以用八味丸而医肾泄？又若制用之法，有用姜汁拌炒者，则必有中寒兼呕而后可；有用砂仁制者，则必有胀满不行而后可；有用酒拌炒者，则必有经络壅滞而后可。使无此数者，而必欲强用制法，是不知用熟地者正欲用其静重之妙，而反为散动以乱其性，何异画蛇而添足？

【经验阐述】熟地黄甘温，滋阴养血，补肝益肾。故能益心血，补肾水，安五脏，和血脉，润肌肤，养心神，宁魂魄，滋真阴，填髓海。故凡生熟地黄、天门冬、麦门冬、炙龟板、当归身、山茱萸、枸杞子、牛膝，皆黏腻濡润之剂，气味浓厚，用于滋阴养血，正所谓"阴不足者，补之以味也"。

3.何首乌 苦甘涩、微温，归肝、肾经。擅养血滋阴、润肠通便、祛风解毒。主治血虚之头昏目眩、心悸失眠，肝肾阴虚之腰膝酸软、须发早白、耳鸣遗精、肠燥便秘、久疟体虚、风疹瘙痒、疮痈瘰疬。

【文献选录】⊙《本草纲目》：肾主闭藏，肝主疏泄，此物气温味苦涩，苦补肾，温补肝，能收敛精气，所以能养血益肝、固精益肾、健筋骨、乌发，为滋补良药，不寒不燥，功在地黄、天门冬诸药之上。⊙《本草求真》：何首乌，诸书皆言滋水补肾，黑发轻身，备极赞赏，与地黄功力相似。独冯兆张辩论甚晰，其言首乌苦涩微温，阴不甚滞，阳不甚燥，得天地中和之气。熟地、首乌，虽俱补阴，然地黄蒸虽至黑，则专入肾而滋天一之真水矣，其兼补肝肾者，因滋肾而旁及也。首乌入通于肝，为阴中之阳药，故专入肝经以为益血祛风之用，其兼补肾者，亦因补肝而兼及也。一为峻补先天真阴之药，故其功可立救孤阳亢烈之危；一系调补后天营血之需，以为常服，长养精神，却病调元之饵。先天、后天之阴不同，奏功之缓急轻重，亦有大异也。况补血之中，尚有化阳之力，岂若地黄功专滋水，气薄味厚，而为浊中浊者，坚强骨髓之用乎？斯言论极透辟，直冠先贤未有，不可忽视。

【经验阐述】何首乌苦涩微温，阴不甚滞，阳不甚燥，得天地中和之气。润肠通便解毒之功，必生用。余创验方制剂"通腑宁浓缩丸"即用生品。何首乌入肝，为阴中之阳药，益血祛风，调气血，悦颜色，散疮痈之用，兼补肾。

4.阿胶 甘、平，归肝、肺、肾经。擅补血、止血、滋阴、润燥。主治阴虚、血虚之咯血、吐血、尿血、便血、血痢、胎漏、崩漏、虚烦、失眠、燥咳、痉厥、抽搐。

【文献选录】⊙《汤液本草》：阿胶益肺气，肺虚极损，咳嗽唾脓血，非阿胶不补。仲景猪苓汤用阿胶，滑以利水道。⊙《本草经疏》：阿胶，主女子下血，腹内崩，劳极洒洒如疟状，腰腹痛，四肢酸疼，胎不安及丈夫少腹痛，虚劳羸瘦，阴气不足，脚酸不能久立等症，皆由于精血虚，肝肾不足，法当补肝益血。《经》曰：精不足者，补之以味。味者阴也。血虚则肝无以养，益阴补血，故能养肝气。入肺肾，补不足，故又能益气，以肺主气，肾纳气也。今世以之疗吐血、衄血、血淋、尿血、肠风下血、血痢、女子血气痛、血枯、崩中、带下、胎前产后诸疾，及虚劳咳嗽、肺痿、肺痈脓血杂出等症者，皆取其入肺、入肾，益阴滋水、补血清热之功也。

【经验阐述】阿胶大要，是补血与液，气阴足，精血旺，则清肺益阴而治广。凡精血虚，肝肾亏，法当滋补肝肾、益气养血，熟地黄、蒸首乌、阿胶、归、芍是也，佐以参、术、芪补气健脾更妙，补气生血，阳生阴长也。冬月进补，辨证拟方，滋膏为上，阿胶乃必用之品。

5.**鳖甲** 甘咸、寒，归肝、肾经。擅滋阴清热、潜阳熄风、软坚散结。主治阴虚之发热、劳热骨蒸，热病伤阴、虚风内动、小作惊痫及阴虚经闭。

【文献选录】⊙《本草经疏》：鳖甲主消散者，以其味兼乎平，平亦辛也，咸能软坚，辛能走散，故《本经》主癥瘕坚积寒热，去痞疾、息肉、阴蚀、痔核、恶肉，亦是退劳热在骨及阴虚往来寒热之上品。血瘕腰痛，小儿胁下坚，皆阴分血病，宜其悉主之矣。劳复、女劳复，为必需之药；劳瘦骨蒸，非此不除。

【经验阐述】鳖甲能软坚、散结、削癥、攻坚、消积、滋阴清热、潜阳熄风。凡阴虚发热、劳热骨蒸、热病伤阴皆可用本药。

6.**白芍** 苦酸、微寒，归肝、脾经。擅养血和营、缓急止痛、敛阴平肝。主治月经不调、经行腹痛、崩漏经闭、自汗盗汗、胁肋疼痛、四肢挛痛、头痛眩晕。

【文献选录】⊙《本草经疏》：芍药，气味苦平。风木之邪，伤其中土，致脾络不能从经脉而外行，则腹痛；芍药疏通经脉，则邪气在腹而痛者可治也。心主血，肝藏血；芍药禀木气而治肝，禀火气而治心，故除血痹，除血痹则坚积亦破矣。血痹为病，则身发寒热；坚积为病，则或疝或瘕。芍药能调血中之气，故皆治之。⊙《本草备要》：白芍不唯治血虚，大能行气。古方治腹痛，用白芍四钱，甘草二钱，名芍药甘草汤。盖腹痛因营气不从，逆于皮里，白芍能行营气，甘草能敛逆气。又痛为肝木克脾土，白芍能伐肝故也。⊙《本草经读》：芍药气平下降，味苦下泄而走血，为攻下之品，非补养之物也。邪气腹痛、小便不利及一切诸痛，皆气滞之为病，其主之者，以苦平而泄其气也。血痹者，血闭而不行，甚则为寒热不调；坚积者，积久而坚实，甚则为疝瘕满痛，皆血滞之病，其主之者，以苦平而行其血也。又云益气者，谓邪气得攻而净，则元气自然受益，非谓芍药能补气也。

【经验阐述】芍药能调血中之气，不唯治血虚，大能行气。芍药甘草汤之所以能缓急止痛，乃取其行营气、敛逆气之功也。血痹者，闭也；积者，积久而坚实。皆血滞之病，以苦平而行其血，血行气畅，则痹通、积消。

7.沙参　苦甘、微寒，归肺、胃经。擅养阴清肺、益胃生津。主治肺燥干咳、虚劳嗽血、胃阴不足、津伤口干。

【文献选录】⊙《本草从新》：专补肺阴，清肺火，治久咳肺痿。⊙《饮片新参》：养肺胃阴，治劳咳痰血。

【经验阐述】沙参分南北。北沙参亦称辽沙参，苦甘微寒，味淡体轻，专补肺胃之阴，养胃清肺，补五脏之阴，益胃名方沙参麦冬汤即用辽沙参，治久咳肺痿；南沙参功同北沙参而力稍逊，阴虚外感而咳者用之，以止咳化痰。

8.麦门冬　甘、微苦，微寒，归胃、肺、心经。擅养阴生津。主治阴虚肺燥之咳嗽痰黏，胃阴不足之口燥咽干、肠燥便秘，以及心悸少寐。

【文献选录】⊙《本草汇言》：麦门冬，清心润肺之药也。主心气不足，惊悸怔忡，健忘恍惚，精神失守；或肺热肺燥，咳声连发，肺痿叶焦，短气虚喘，火伏肺中，咯血咳血；或虚劳客热，津液干少；或脾胃燥涸，虚秘便难。此皆心肺肾脾元虚火郁之证也。然而味甘气平，能益肺金；味苦性寒，能降心火；体润质补，能养肾髓，专治劳损虚热之功居多。⊙《本经疏证》：麦门冬，其味甘中带苦，又合从胃至心之妙，是以胃得之而能输精上行，肺得之而能敷布四脏，洒陈五腑，结气自而消镕，脉络自而联续，饮食得为肌肤，谷神旺而气随之充也。香岩叶氏曰，知饥不能食，胃阴伤也。太阴湿土，得阳始运，阳明燥土，得阴乃安，所制益胃阴方，遂与仲景甘药调之之义合。盖麦门冬之功，在提曳胃家阴精，润泽心肺，以通脉道，以下逆气，以除烦热，若非上焦之证，则与之断不相宜。

【经验阐述】麦门冬养阴生津，对肺胃阴虚、肺燥干咳、胃阴不足、心悸少寐，至为对症之品。

9.**五味子**　酸甘、温，归肺、心、肾经。擅收敛固涩、益气生津、宁心安神。主治咳嗽虚喘、梦遗滑精、尿频遗尿、久泻不止、自汗盗汗、津伤口渴、心悸失眠。

【文献选录】⊙孙思邈：五月常服五味子以补五脏气。遇夏月季夏之间，困乏无力，无气以动，与黄芪、人参、麦门冬，少加黄柏煎汤服，使人精神顿加，两足筋力涌出，生用。六月常服五味子，以益肺金之气，在上则滋源，在下则补肾。⊙《用药心法》：收肺气，补气不足，升也。酸以收逆气，肺寒气逆，则以此药与干姜同用治之。⊙《本草纲目》：五味子，入补药熟用，入嗽药生用。五味子酸咸入肝而补肾，辛苦入心而补肺，甘入中宫益脾胃。⊙《名医别录》：养五脏，除热，生阴中肌者。五味子专补肾，兼补五脏，肾藏精，精盛则阴强，收摄则真气归原，而丹田暖，腐熟水谷，蒸糟粕而化精微，则精自生，精生则阴长，故主如上诸疾也。

【经验阐述】五味子酸敛固涩，专补肾，益气生津。肺主诸气，酸收入肺，故能益气也。酸以收之，摄气归原，则咳逆上气自除矣。

10.**黄精**　甘平，归肺、脾、肾经。擅养阴润肺、补脾益气、滋肾填精。主治阴虚劳嗽、肺燥咳嗽、脾虚乏力、食少口干、消渴、腰膝酸软、阳痿遗精、耳鸣目暗、须发早白、体虚羸瘦、风癞癣疾。

【文献选录】⊙《本经逢原》：黄精，宽中益气，使五脏调和，肌肉充盛，骨髓强坚，皆是补阴之功。⊙《本草便读》：黄精，为滋腻之品，久服令人不饥，若脾虚有湿者，不宜服之，恐其腻膈也。此药味甘如饴，性平质润，为补养脾阴之正品。⊙《名医别录》：主补中益气，除风湿，安五脏。

【经验阐述】此药味甘如饴，性平质润，补养脾阴，平补气血。凡气阴不足、肺胃阴虚、干咳无痰、虚劳羸瘦者，皆以黄精、玉竹、沙参之类配伍，但味甘质润，恐腻膈碍运，当加理气和胃健脾之品。

11.**肉苁蓉**　甘咸、温，归肾、大肠经。擅补肾阳、益精血、润肠道。主治肾精虚衰、阳痿遗精、尿频余沥、腰痛脚弱、耳鸣目花、月经衍期、宫寒不孕、肠燥便秘。

【文献选录】⊙《神农本草经》：主五劳七伤，补中，除茎中寒热痛，养五脏，强阴，益精气，妇人癥瘕。⊙《本草经疏》：白酒煮烂顿食，治老人便燥闭结。⊙《本经逢原》：肉苁蓉，《本经》主劳伤补中者，是火衰不能生土，非中气之本虚也。治妇人癥瘕者，咸能软坚而走血分也。⊙《玉楸药解》：肉苁蓉，暖腰膝，健骨肉，滋肾肝精血，润肠胃结燥。肉苁蓉滋木清风，养血润燥，擅滑大肠，而下结粪，其性从容不迫，未至滋湿败脾，非诸润药可比。方书称其补精益髓，悦色延年，理男子绝阳不兴，女子绝阴不产，非溢美之词。

【经验阐述】味甘质润，甘能补中除热，酸能入肝，咸能滋肾，故能滋肝肾之阴，则五脏劳热自退，茎中痛自愈也。肾肝足，精血盛，则多子嗣。久服肥健而轻身，益肝肾，补精血之功也。肉苁蓉是治不育之"嗣育丹"的主要成分之一。

12.**巴戟天**　辛甘、微温，归肝、肾经。擅补肾助阳、强筋壮骨、祛风除湿。主治肾虚之阳痿、遗精早泄、少腹冷痛、小便不禁、宫冷不孕，以及风寒湿痹、腰膝酸软。

【文献选录】⊙《本草经疏》：巴戟天性能补助元阳，而兼散邪，况真元得补，邪安所留？此所以愈大风邪气也。主阴痿不起，强筋骨，安五脏，补中增志益气者，是脾、肾二经得所养，而诸虚自愈矣。⊙《本草汇》：巴戟天，为肾经血分之药，盖补助元阳则胃气滋长，诸虚自退。⊙《本草新编》：夫命门火衰，则脾胃寒虚，即不能大进饮食，用附子、肉桂以温命门，未免过于太热，何如用巴戟天之甘温，补其火而又不烁其水之为妙耶？巴戟天正汤剂之妙药，温而不热，健脾开胃，既益元阳，复填阴水，真接续之利器，有近效而又有速功。

【经验阐述】巴戟天为肾经血分之药，温而不热，既益元阳，复填阴水，健脾开胃，补元阳则胃气滋长，"补土不如补火"之谓也，因火生土。胃气旺则诸虚得补，但其性多热，同黄柏、知母则强阴，同苁蓉、锁阳则助阳，配伍之妙也。

13.**补骨脂**　辛苦、温，归肾、脾经。擅补肾助阳、纳气平喘、温脾止泻。主治肾阳不足之下元虚冷、腰膝冷痛，肾不纳气之虚喘不止，脾肾两虚之大便久泻。

【文献选录】⊙《本草经疏》：能暖水脏，阴中生阳，壮火益土之要药也。其主五劳七伤，盖缘劳伤之病，多起于脾肾两虚，以其能暖水脏、补火以生土，则肾中真阳之气得补而上升，则能腐熟水谷、蒸糟粕而化精微。脾气散精上归于肺，以荣养乎五脏，故主五脏之劳。⊙《本草纲目》：治肾泄，通命门，暖丹田，敛精神。⊙《玉楸药解》：温暖水土，消化饮食，升达脾胃，收敛滑泄、遗精、带下、溺多、便滑诸症。

【经验阐述】补骨脂能温暖水土，阴中生阳，为壮火益土之要药也。可固精气，治肾泄，通命门，暖丹田，敛精神，消化饮食，升达脾胃，收敛滑泄、遗精、带下、溺多、便滑诸症。补土不如补火，因补火生土，脾肾俱补，则如虎添翼，是补骨脂功能的写照。

14.紫河车　甘咸、温，归肺、肝、肾经。擅益气养血、补肾益精。主治虚劳羸瘦、虚喘劳嗽、气虚无力、血虚面黄。

【文献选录】⊙《本草经疏》：人胞乃补阴阳两虚之药，有反本还元之功。⊙《本经逢原》：紫河车禀受精血结孕之余液，得母之气血居多，故能峻补营血，用以治骨蒸羸瘦、喘嗽虚劳之疾，是补之以味也。⊙《本草拾遗》：主血气羸瘦，妇人劳损，面肤皮黑，腹内诸病渐瘦悴者。

【经验阐述】此血肉有情之品，大补精血，阴阳双补，具反本还元之功。但阴虚精涸、胃火齿痛，法亦忌之，以免耗将竭之阴。紫河车是余验方制剂"胃康胶囊""嗣育丹"的主要成分。

15.淫羊藿　甘咸、温，归肺、肝、肾经。擅补肾壮阳、祛风除湿、强筋健骨。主治阳痿遗精、虚冷不育、尿频失禁、肾虚喘咳、腰膝酸软、风湿痹痛、半身不遂、四肢不仁。

【文献选录】⊙《本草纲目》：淫羊藿，性温不寒，能益精气，真阳不足者宜之。⊙《本草经疏》：淫羊藿，其气温而无毒。辛以润肾，甘温益阳气，故主阴痿绝阳，益气力，强志。茎中痛者，肝肾虚也，补益二经，痛自止矣。膀胱者，州都之官，津液藏焉，气化则能出矣，辛以润其燥，甘温益阳气以助其化，故利小便也。肝主筋，肾主骨，益肾肝则筋骨自坚矣。⊙《本草述》：淫羊藿，《本经》首主阴痿绝伤，《日华子》亦首言其疗男子绝阳，女子绝阴，则谓入命门、补真阳者是也。盖命门为肾中之真阳，即人身之元气也。所谓益气力，强志，并治冷气劳气、筋骨挛急等症，皆其助元气之故。至若茎中痛，小便不利，皆肝肾气虚所致，此味入肾而助元阳，即是补肾气，而肝肾固同治也。老人昏耄，中年健忘，皆元阳衰败而不能上升者也。以是思功，功可知矣。须知此味以降为升，其升由于能降也。

【经验阐述】淫羊藿辛以润肾，甘温益阳气，入命门、补真阳、益气强志。故主阴痿绝阳，老人昏耄，中年健忘，此味以降为升，元阳升，则清窍灵、耳目聪也。

第二章 小方制剂

所谓小方制剂，即将单方、对方、角方、四方中含名贵之品、细品及芳香、挥发、热敏、腐蚀、苦涩、难咽药物者，经科学炮制，精制为丸散，我名之曰"炮制精品"。小方制剂既可独立成方、相互配伍、弥补成药缺憾，又可与汤剂配伍、免煎、吞服，免于苦口，还是辨证加减组方的上好单元材料。

一、独参汤（膏）

人参1 000g　蜂蜜1 000g

【制法】传统以人参浓煎，名曰"独参汤"，顿服大补元气、回阳固脱，救危于顷刻。今1 000g煎煮3次，浓缩至1 000mL加蜜收膏，名曰"独参膏"。

【用法】急症一次10～15mL，温开水冲调即服，可隔1～2小时再服，直至元气回复。或适量单服，用于调补养生；亦可随汤剂配伍。

【功能】补气固脱。

【主治】气虚血脱证。

【方解】人赖以生者，唯气与血也，气尤重于血也。气行则血行，气滞则血凝，气为血之帅，血为气之母。于气虚血脱之证，独重用人参浓煎顿服，藉权重力专，而挽回性命于瞬息之间，非党参可代，亦非重剂不可举也。盖人参味甘，大补真元之虚，非人参莫属，仲景用人参，独取大补天地气血阴阳之全，"血不可速生，而气当立回"故也。然胆大行方智圆者，才能决断，否则恐大补留邪。可少少与之，姑且试之，或加消耗之品佐之。其权不重力不专，功何以宏，人何赖得生乎！失去良机也。擅用者，取一物之长，而取效速捷。病之一物，千变万化，当随机应变，视病机之变，随证加味。血脱者加童便以导阳入阴，引气入血，补气生血，以固其脱；阳脱者加附子以补气回阳固脱。或加姜汁，或加黄连，相得相须，而相与有成，亦不碍其为"独"也。

【按语】独参膏除用于抢救气虚血脱证外，临床应用广泛。气虚卫阳不固，形寒肢冷、汗出恶风者，补中益气汤合桂枝汤加独参膏即大见成效。外感发汗太过或误汗亡阳，体温不升者，立服独参膏、参附汤，急救其逆。脾虚不能统血，气虚不能摄血而月经量多，或崩或漏者，补气健脾、引血归经而急用健脾益气汤剂配伍独参膏，加强统摄之权，可大大减少出血，缩短经期，连续调理2～3个月经周期则恢复正常。脾虚气弱，自汗淋漓者，参、芪、术、附配伍益阴收涩固表之品而收功，也常加服独参膏助阵。体弱之人，桑拿沐浴大汗淋漓，困乏无力，几乎大汗亡阳者，急冲服独参膏合生脉饮立效。体弱劳伤，困顿乏力，气息奄奄者，服之可缓解。总之，用于气虚血脱证急救，可以挽回性命；慢性虚弱，凡脾虚气弱证，中气下陷者，亦可随取立用之而获速效。如加制附子，名曰参附膏，效力更宏。

二、萸连丸（吴萸连）

黄连（清水斜片）500g　吴茱萸500g

【制法】上二味，加清水适量，共浸泡至水尽药透；文火炒至七八成干，热焖至透，晾干备用；研为细粉，稀米汤泛为丸，如梧桐子大，低温烘干，密封，于干燥通风处保存（凡制丸者，均需低温烘干，密封，于干燥通风处保存，以下不再赘述）。

【用法】一次5g（量可增减），一日2次，温开水送服，或随汤剂吞服。

【功能】疏肝清胃，降逆制酸。

【主治】肝郁化火，呕逆吞酸，寒热错杂之证。胃炎、溃疡病、结肠炎属此证者，均可配伍应用。

【方解】肝经郁热，横逆犯胃，或脾虚痰湿凝聚，寒热错杂，升降失司而致痞满、呕逆、吞酸者，当辛开苦降，疏肝解郁，清上暖下。吴茱萸，味辛苦，性大热，入肝、脾、胃、肾经，既能温中散寒、降逆止呕，又能疏肝解郁、行气消胀、散寒止痛、温下元；黄连苦寒，入心、脾、胃、胆、大肠经，功能泻胃火而解毒，清心热而除烦。二药相伍，取其辛开苦降、反佐之意，以吴茱萸之辛热，从类相求，既能疏肝解郁，又引热下行，以防邪火格拒之反应；佐以黄连之苦寒，既防吴茱萸之燥热、辛烈，又泻肝胃横逆之火。此寒热相伍，苦辛通降，共奏疏肝之郁、清胃之火、降逆止呕、和胃制酸之效，正适于寒热错杂诸症。

【按语】左金丸出自《丹溪心法》，为传统名方，又是对方之典范。我恩师张海岑研究员长于脾胃病辨证论治，擅用左金丸，汤剂中常以吴黄连10～15g组方，疗效颇殊，屡用辄效，但炮制方法独特。我继承创新，将本方改为丸剂，随汤剂吞服，量减至5～10g，但功效不减，药尽其用也，又免苦口。从"名医方论"中可以看到历代名家论述颇为中的。

关于名称、配比，历代不同：宋《太平圣惠方》称茱萸丸，张景岳称黄连丸，黄连与吴茱萸之比均为1∶1。《丹溪心法》名回金丸，《医学入门》称萸连丸，其比例均为6∶1，《中国药典》中黄连与吴茱萸用量之比为6∶1。秦伯未曰，黄连六倍于吴茱萸，治疗吞酸、嘈杂最为明显，若吞酸兼痰湿者，可酌加吴茱萸用量。这可能是恩师将黄连与吴茱萸用量配比为1∶1的依据。

附：吞酸丸。萸连丸加蛋壳、煅瓦楞、乌贼骨、浙贝母，治同效优，可单服治胃酸过多。一次10g，一日2～3次，

三、枳术丸

白术（麸炒黄色）600g　枳实（麸炒黄色）300g

【制法】共为细粉，荷叶煮汤泛为丸，如梧桐子大。

【用法】一次6~9g，一日2~3次，温开水送服，或随汤剂吞服。

【功能】行气健脾，消食化滞，升清降浊。

【主治】脾虚胃滞，饮食停积，胸膈痞闷之证。

【方解】胃气素弱，复为饮食所伤，而致胃气郁滞，食积不化，脘腹痞胀，大便不爽者，当补脾助运以固其本，消食化滞以治其标。白术苦甘温，甘温能补脾胃之元气，苦温可除胃中之寒湿，且能利腰脐间血气，以固脾胃肾之根本，脾胃气强而不复伤也；枳实苦辛酸温，宽胸下气，治心下痞满，化胃中积滞，先补其虚，而后化其滞，则不峻利也；荷叶苦涩平，色青形空，入肝、脾、胃经，升发清阳，食药感此气之化，脾清阳之气上升，胃浊阴之气何由不降！则升清降浊，痞胀自消。使脾健胃厚，不再复伤也。

【按语】方小功大，组合巧妙，标本兼施。临证常用，效若桴鼓。至于枳实、白术用药分量的多寡，临证之际，应详尽辨证，审因增减。若体壮新病者，则以枳实为主，白术为辅，意在祛邪，邪去正自复；反之，体弱久病，脾虚胃弱，消化健运无力者，应以白术为主，枳实为辅，易实为壳更为妥当，意在扶正固本。本者脾胃健运之功也，正复则邪去，否则易伤本也。（再次强调处处保护脾胃之元气的重要性。）

四、金铃子散（丸）

川楝子30g　延胡索（醋制）30g

【制法】共为细粉，水、黄酒各半泛为丸，如梧桐子大。

【用法】一次5g（50丸），一日2次，温开水送服，或随汤剂吞服。

【功能】行气疏肝，活血止痛。

【主治】肝胃郁热之胃脘痛连胸胁，伴口苦、舌红苔黄、脉弦数。胃及十二指肠溃疡、肝炎、胆囊炎、胆管炎、胆结石等见上述脉症者。

【方解】气郁化火而引起的各种疼痛，应疏肝解郁，清热泻火，温通散瘀，则其痛自消。川楝子苦寒降泻，清肝泻火，除湿清热，为之君。疼痛必瘀，延胡索辛散温通，活血散瘀，理气止痛，为之臣。二药相伍为用，相得益彰，清热除湿、行气活血、理气止痛甚效。

【按语】散剂易吸潮、霉变，不宜久贮，服用不便。故散改丸，免煎吞服，以免煎煮耗散药力和苦口之弊。

五、香连丸

黄连100g　青木香100g

【制法】共为细粉，稀米汤泛为丸，如梧桐子大。

【用法】一次3～6g（30～60丸），一日2次，空腹米汤送下，或随汤剂吞服。

【功能】调气行滞，清热厚肠，止痛止痢。

【主治】热痢。症见发热口渴，下痢赤白，日夜无度，腹痛下坠，灼肛赤痛。

【方解】常言"无积不成痢""无湿不作泻"。湿热积滞，蕴结肠中，阻遏气机，传导失司，热迫湿注，泻痢并作，多伴腹痛、里急后重等症。急当理气化滞、消积清热，则腹痛下痢立止。调气则后重可除，青木香行气止痛祛湿；黄连泻火解毒，清热燥湿，止痢。二味相合，气调、热清、滞化、湿去，泻痢自止矣。

【按语】香连丸为治痢疾名药，药简功宏。历代医家都擅用此治痢，代有创新，如《太平惠民和剂局方》的大香连丸和《良朋汇集》的二妙香连丸。我临证用此也有变通。如遇新病细菌性痢疾，发热、腹痛、里急后重者，常加白头翁、槟榔、葛根、金银花，以汤荡涤；若久痢寒滞，用吴茱萸炒黄连为佐，加干姜丸（小方制剂），并用面汤或稀粥送服，药丸假谷气以补脾胃固其本，取食疗食养之意，更能发挥药食之力。

六、栀子豉汤（丸）

> 炒栀子100g　淡豆豉100g

【制法】取栀子50g煮水，余药共打细粉。用栀子水泛为丸，如梧桐子大。

【用法】一次6g，一日2次，随汤剂吞服。

【功能】散胸中邪气，彻热，除烦止躁。

【主治】伤寒汗吐下后，虚烦不得眠，心中懊恼，胸脘痞闷，饥不能食，脉数舌红，苔薄黄腻；或风热感冒，流感；或温病邪热郁阻胸膈，热病后余热未清，见懊恼、烦躁诸症；或积热内郁，见躁烦易怒者。

【方解】栀子味苦气寒，轻飘像肺，色赤入心，擅泻心肺之邪热，使其由小便而出，又擅解三焦之郁火而清心除烦。本品炒后入药，既能入血分，以清血分之热，又能入气分，以清气分之热，气血两清；淡豆豉色黑，味苦气凉，经苏叶、麻黄煮水浸制，能发汗开腠理，宣透表邪，散郁除烦。栀子功能突出"清"字，淡豆豉功能侧重"解"字。二药伍用，一清一解，清解合法，发汗解肌、宣透表邪、清泻里热、解郁除烦甚妙。热清郁解，虚烦除而自能安眠。

【按语】此为仲景名方，为便于加减配伍，凸显小方制剂之优势，我将汤剂改为丸剂。丸者缓也，令栀子之性和缓，免豆豉久煎耗损，失去猛悍之力。栀子色赤入心，苦寒能降，擅引上焦心肺之烦热屈曲下行；豆豉用黑豆窨而成，其气香而化腐，其性凉而除热，其味甘而变苦，故能除热化腐，宣发上焦之邪。

七、六一散

滑石180g　甘草30g

【制法】共为细粉备用。

【用法】一次10～20g，加蜜少许，温水调下（不用蜜亦可），一日3次。解利伤寒，发汗，煎葱白、豆豉汤调下；难产，紫苏汤调下；暑湿水肿，温开水调下。

【功能】利小便，生津液，解暑湿，止渴宽中。

【主治】中暑身热，吐利泄泻。症见表里俱热，烦躁口渴、小便不利、呕吐、腹泻、水肿等，以及淋浊、石淋。

【方解】滑石滑腻，故可利窍，上清水源，下通水道，荡涤六腑之邪热，使其由小便而出。甘草泻火解毒，缓和药性。以甘草之甘缓，制滑石之寒滑；又以滑石之寒滑，制甘草之甘滞。二药相伍为用，相反组成，名曰"六一散"，亦名"天水散"。本方除清暑热之外，又长于渗湿利窍，通利膀胱，使湿热之邪从下渗泄，故又能利水通淋，治一切砂石诸淋、水肿等。

八、半夏秫米汤

秫米100g　制半夏50g

【制法】清水浸泡至透，武火煮沸，改文火煎煮50分钟，滤汁约300mL。

【用法】每次100mL，每日3次。

【功能】通调阴阳，调和脾胃。

【主治】痰湿内阻、胃气不和之失眠。

【方解】胃不和，卧不安，脾虚不运则内湿生痰，阻遏气机升降。秫米即高粱，有燥湿健脾、和胃降逆之功；半夏功专燥湿化痰、和胃降逆、消痞散结，祛其痰邪。又秫米和胃安眠；半夏通阴阳、和表里，使阳入阴而令安眠。秫米和脾胃，制半夏性辛烈，二者合参，阴阳通，脾胃和，令人安睡。《温病条辨》谓："半夏逐痰饮和胃，秫米秉燥金之气而成，故能补阳明燥气之不及而渗其饮，饮退则胃和，寐可立至。"

【按语】半夏秫米汤虽为寻常之味，平淡之方，但疗效颇佳，尤对痰湿内阻、胃气不和而卧不安席者有奇效。此方以其调和脾胃之功而有安眠之用，余于临床多用之，常加入汤剂中。

九、交泰丸

> 黄连150g　肉桂15g

【制法】上为细粉，制为水蜜丸，如梧桐子大。

【用法】一次6g，一日2次，早晚空腹淡盐汤送服。

【功能】交通心肾，引阳入阴，安神助眠。

【主治】心肾不交，阴阳乖乱之怔忡、不寐、多梦、遗精之症。

【方解】心藏神，君火寄寓；肾藏精，真水所主。若水亏于下，火炎于上，肾水不能上济于心火，心火不能下交于肾水，致使水火不能既济，阴阳不能交泰，阳不入于阴，何能安眠？黄连苦寒，清心降火，下交肾水；肉桂辛温，蒸腾肾水，上济心火，又能引火归原。二药相伍，寒温为用，可使肾水上济于心火，心火下交于肾水，令水火既济，阴阳交泰，火不扰神，引阳入阴，引火归原，故能神安而得眠。方名"交泰"者，乃取《周易》泰卦水火相交之意。

【按语】人之昼动夜静，入阴安泰，犹如合欢、花生之叶昼开夜合，皆合阴阳交泰之理、水火既济之妙，亦是生物之顺应于自然规律的表现。此规律若乱，则发疾病。我于临证每加入炒酸枣仁、茯神、焦栀子等，并以合欢花及皮、花生叶煎汤泛丸，屡用皆效。

十、参附散

人参150g　附子（炮，去皮脐）100g

【制法】共为细粉，临用时取15g，加生姜10片、大枣5枚（擘开），水200mL，煮取80mL，去渣，饭前温服。

【功能】益气复元，回阳固脱。

【主治】元气大亏，阳气暴脱之汗出厥逆、喘促脉微等危急之候。

【方解】元气大脱之休克，脉微欲绝、冷汗自出，以及心、脾、肾之阳虚欲绝，四肢厥冷、神昏，亟须大补元气，回阳救逆。人参甘温，大补元气，补脾益肺，生津，安神；附子辛热，回阳固脱，温肾助阳，祛寒止痛。人参以补气强心为主，附子以助阳强心为要。二药相伍为用，相互促进，温阳通阳气，强心固脱救逆，并调节机体免疫功能。

十一、半夏曲丸

神曲500g　姜半夏500g

【制法】共为细粉，以枣肉制为丸，如梧桐子大。

【用法】一次6～9g（30～50丸），一日2次，生姜汤送服。

【功能】健脾和胃，理气快膈。

【主治】脾虚痰盛，症见纳呆食少、消化不良、心下逆满、脘腹饱胀、胃中嘈杂、嗳气呕逆等。

【方解】脾虚生痰，痰湿妨碍脾阳，脾失健运更甚而致心下逆满、饱胀嗳气。治当燥湿健脾，和胃降逆。半夏辛温燥烈，燥湿化痰，和胃降逆；神曲健脾理气，消食和中。二药相伍，健脾燥湿，和中降逆，理气快膈，消食除满力彰。

十二、二妙丸

> 黄柏　苍术各等份

【制法】共为细粉，薏苡仁煎汤泛为丸，滑石为衣，如梧桐子大。

【用法】一次6～9g（30～50丸），一日2～3次，温开水送服，或随汤剂吞服。

【功能】清热燥湿。

【主治】湿热下注，症见筋骨疼痛、足膝肿痛；痿证、湿疮、湿疹、丹毒、带下、腰痛。

【方解】黄柏苦寒坚阴，清热燥湿，泻火解毒，擅退虚热。苍术辛苦温，入脾、胃经，辛温升散，苦温燥湿，发汗以解风寒之邪；滑石、薏苡仁利湿健脾。可用于治疗外感风寒湿邪所引起的头痛、身痛、无汗等症；又能芳香化浊，燥湿健脾，用于治疗脾为湿困，运化失司，以致食欲不振、胸闷呕恶、腹胀泄泻、苔白腻浊等症；还能祛风湿，止痹痛，用于治疗湿邪偏重的痹证。

十三、当归补血汤（丸）

> 黄芪30g　当归（酒洗）6g

【制法】共为细粉，以水200mL，煎至100mL，去渣，空心，饭前温服。以黄芪煮汁，当归打粉，以药汁泛丸，如梧桐子大。

【功能】补气生血。

【主治】劳倦内伤，气血虚弱，阳浮于外，症见肌肤燥热、面红目赤、烦渴引饮、脉洪大而虚；妇人经行、产后血虚发热头痛；疮疡溃后久不愈合。

【方解】劳倦内伤，气血虚弱，则诸病丛生。本方重用黄芪大补肺脾元气，以资血生，更用当归养血和营，则阳生阴长，气旺血充，诸症自除。

十四、艾附丸

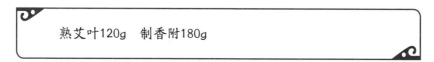

熟艾叶120g 制香附180g

【制法】上药打粉，姜汁和神曲为丸，砂仁汤送服。

【功能】调经散寒，理血利气，通经止痛。

【主治】妇人气血两虚，下焦虚寒，肝郁气滞，以致月经不调、经行腹痛、少腹冷痛、宫冷不孕、带下绵绵等症；寒气郁结之胃脘痛、少腹痛。

【方解】熟艾叶温经止血，暖胞散寒止痛；制香附开郁调经，行气止痛。熟艾叶以除沉寒痼冷为主，制香附以开郁散气为要。二药参合，温开并举，调经散寒，理血利气，增强通经止痛之力。

十五、二至丸

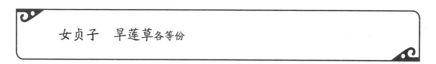

女贞子 旱莲草各等份

【制法】共为细粉，制为水蜜丸，如梧桐子大；亦可制作浓缩丸，女贞子打粉，旱莲草煮汁泛丸。

【用法】水蜜丸，一次10g（50丸）；浓缩丸，一次6g（30丸）。温开水送服，或随汤剂吞服，一日2次。

【功能】补肝肾，强筋骨，清虚热，乌须发。

【主治】肝肾不足，体虚有热，血不上荣，以致须发早白、头昏目眩、失眠健忘、腿软无力；阴虚火旺，迫血妄行，以致鼻衄、咯血、尿血、便血、崩漏下血等。

【方解】女贞子滋阴补肾，养肝明目，强健筋骨，乌须黑发；旱莲草养肝益肾，凉血止血，乌须黑发。女贞子冬至之日采，旱莲草夏至之日收，二药伍用，有交通季节、顺应阴阳之妙用。二药均入肝、肾两经，相须为用，互相促进，补肝肾，强筋骨，清虚热，疗失眠，凉血止血、乌须黑发之力倍增。

【按语】方小功宏，应用广泛，我常以此与中成药、汤剂配伍应用于多种内科杂病。

十六、良附丸

> 高良姜　醋香附各等份

【制法】共为细粉。水泛为丸，如梧桐子大。

【用法】一次6g，一日2～3次，温开水送服，或随煎剂吞服。

【功能】温中散寒，行气止痛。

【主治】肝郁气滞、胃中寒凝之胃脘痛，症见口吐清涎、喜温喜按、胸闷胁痛。慢性胃炎、胃溃疡、十二指肠球部溃疡属于寒凝气滞者均可使用。

【方解】香附擅理气开郁，能通行三焦，行血中之气滞而理气活血，调经止痛；高良姜擅内攻走里，以温胃散寒、降逆止痛。高良姜得香附，则可除寒开郁；香附得高良姜，则可行气散寒。二药相伍，相得益彰，温中散寒、理气止痛力倍。

【按语】我常以本方加味（砂仁）制丸，单用或与中成药、汤剂配伍皆效。

十七、三仙丸

> 焦神曲　焦麦芽　焦山楂各等份

【制法】共为细粉，水泛为丸，如梧桐子大。

【用法】一次6～9g，一日3次，温开水送服，或随煎剂吞服。

【功能】消积导滞、化瘀除满，消各种食积。

【主治】暴饮暴食所致胃胀腹痛、嗳气腐臭、矢气频频、腹泻，以及各种食积。

【方解】神曲消食和胃，辛而不散，甘而不壅，温而不燥，为行气调中、消食开胃之佳品，适用于食积气滞、谷食不化、腹胀腹泻；麦芽健胃消食，疏肝回乳，以消散为主，能升发脾胃之气而消食积，尤长于消化面、果、食积；山楂消食化积，破气消瘀，止泻痢，醒脾开胃，消磨油垢肉积，入肝经走血分而散瘀血、化结消胀。三药合用，消食化积，破滞除满，散瘀行滞，能消各种肉、果、谷之积滞。

【按语】该方应用广泛，消各种食积，故我于临床常制丸备用。

十八、大槟榔丸

大腹皮　槟榔各等份

【制法】将槟榔研为细粉，将大腹皮清洗后煎煮2次，滤液合并沉淀，取其清液，泛为丸，如梧桐子大。

【用法】一次6g，一日2次，温开水送服，或随汤剂吞服。

【功能】行气消胀，利水消肿。

【主治】腹水，症见腹胀、腹大如鼓、面目浮肿、下肢水肿、小便不利；气滞停食，症见脘腹胀满、食欲不振、嗳腐食臭、舌苔垢腻，便秘下坠且黏而不爽。

【方解】大腹皮质体轻浮，辛温行散，专行无形之滞气而宽中、利水消肿；槟榔质体沉重，辛苦降下，擅行气消积化滞，以消积行水著称。二药相伍，相互促进，行气消胀、利水消肿力倍。

【按语】大腹皮轻浮易污，含杂质多，经清洗除杂，煎取上清液，干净卫生，药味纯正；槟榔质重，打细粉。二药精制为丸，质纯效优。

十九、代朴丸

> 代代花60g　厚朴花60g

【制法】共为细粉，生薏苡仁煎汤泛为丸，薏苡仁粉、滑石粉包衣，如梧桐子大。

【用法】一次3～6g，一日2次，温开水送服，或随汤剂吞服。

【功能】芳香化湿，理气宽中，醒脾开胃，增进食欲。

【主治】肝郁气滞，脾胃不和，症见胸胁胀痛、胃脘胀满疼痛、恶心呕吐、不思饮食等。

【方解】肝郁脾虚，湿阻不运而致胸胁胀痛、脘腹痞满。急当理气宽中，醒脾开胃。厚朴花苦辛、温，理气宽中，化湿解郁，健胃止痛，治胸膈胀闷；代代花甘、微苦，香气浓郁，理气宽胸，疏肝和胃，开胃止呕，治胸脘痞闷、脘腹胀痛、呕吐食少。二药相伍为用，理气宽中、化浊除痞、醒脾开胃，增进食欲之力益彰。取用花者，以其质体轻浮，香气浓郁，升发之性倍增，芳香化浊之力尤佳。

【按语】诸花入药，均宜后下，不宜久煎，以免芳香挥发性成分挥发耗散，影响治疗效果。然虽后下，有效成分亦有破坏丢失，故制成丸剂，随汤吞服，则药尽其用。以薏苡仁、滑石粉作辅料包衣，既能防止药香挥发，利于保存和服用，又能利湿益胃健脾。我临证常以此与藿佩丸、六和正气丸配伍，治疗脾虚湿浊阻中之痞满证甚效。

二十、砂蔻丸

> 砂仁100g　白蔻仁100g

【制法】共为细粉，生姜汁、米汤泛丸，山药粉、茯苓粉包衣，如梧桐子大（亦可做微丸专用于小儿）。

【用法】一次3～6g，一日2次，温开水送服，或随汤剂吞服。

【功能】开胸顺气，行气止痛，芳香化浊，醒脾开胃，和中消食。

【主治】脾胃虚寒，湿浊内蕴，以致气机不得宣畅，症见胃呆纳少、胸闷不舒、脘腹胀痛、反胃、呃逆等。以及小儿胃寒消化不良、吐乳等症。

【方解】砂仁辛散香窜温通，醒脾和胃，行气止痛，温脾止泻，理气安胎；白豆蔻辛温香燥，温中化湿，健胃止呕，行气止痛。砂仁香窜而化浊，功专于中、下二焦；白豆蔻芳香而气清，功专于中、上二焦。二药相伍，宣通上、中、下三焦之气机，以开胸顺气、行气止痛、芳香化湿、醒脾开胃、和中消食。

【按语】本品辛香走窜，不宜入汤剂煎煮，故研粉冲服，以使药尽其用。但粉剂易吸潮发霉、气味散发，又吞服不便，故改水丸包衣。

二十一、藿佩丸

藿香100g　佩兰100g

【制法】共为细粉，水泛为丸，薏苡仁、滑石粉包衣，如梧桐子大。

【用法】一次9g，一日2次，温开水送服，或随汤剂吞服。

【功能】芳香化浊，清热祛暑，和胃止呕，醒脾增食。

【主治】暑湿、湿温初起而见身重倦怠、恶寒发热，脾虚失运、湿浊阻中之脘腹痞满不舒、舌苔厚腻，以及胃肠功能紊乱、吐泻并作之症。

【方解】脾虚失运，或暑湿时令，内外皆湿，湿困脾土，湿浊阻中，急当健脾燥湿、化浊醒脾。藿香与佩兰是临床常用清暑利湿要药。藿香芳香而不燥烈，温煦而不偏于燥热，既能散表邪，又能化里湿而醒脾开胃；佩兰气香辛平，其醒脾化湿之功效较强，并有一定的利水作用，历来被推为治脾瘅口甘要药。二药相须为用，芳香化湿、清热祛暑、和胃止呕、醒脾增食之功益彰。

【按语】芳香之品，不宜入汤剂煎煮，为防芳香挥发油散失，故将此对方改丸吞服。以滑石、薏苡仁饮为衣，取包衣封固，既防药气散失，又有健脾养胃、淡渗滑利，引湿由小便排出之功。

二十二、藿苏丸

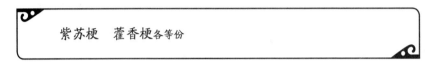

紫苏梗　藿香梗各等份

【制法】共为细粉，生姜汁起模、米汤泛为丸，滑石粉包衣，如梧桐子大。

【用法】一次10g，一日2次，温开水送服，或随汤剂吞服。

【功能】化湿解暑，理气止痛，化浊消胀。

【主治】脾胃不和，健运失司，气机不畅，湿浊阻中，以致脘腹满闷、纳食不化、嗳气呕吐；以及夏日伤暑所致呕吐、泄泻等症。

【方解】紫苏梗辛香温通，长于行气宽中，温中止痛，理气安胎；藿香梗气味芳香，醒脾和胃，化湿止呕，行气止痛。二药相伍，相得益彰，理气宽中、消胀止痛之力倍增。取其梗者，以其擅理胃肠之气滞。

【按语】本药方擅理气宽中、除痞消胀，凡脾虚湿阻、气机不畅之脘腹痞满者屡用辄效。制为丸，是为免入汤剂煎煮而药性挥发耗散。生姜汁起模，包裹于中，芳香不散，又止呕恶。薏苡仁饮泛为丸，滑石包衣，既健脾利湿，又防芳香耗散。

二十三、三莪丸

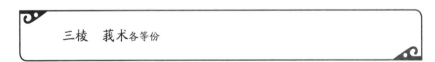

三棱　莪术各等份

【制法】共为细粉，水醋各半泛为丸，如梧桐子大。

【用法】一次6g，一日2次，温开水送服，或随汤剂吞服。

【功能】活血化瘀，行气止痛，化积消癥。

【主治】食积腹痛，血瘀胃痛，行经腹痛，腹中包块。

【方解】三棱苦平辛散，入肝脾血分，为血中气药，长于理血中之气，以破血通经；莪术苦辛温香，入肝脾气分，为气中血药，擅破气中之血，以破气消积。二药相伍为用，气血双调，化瘀行气消癥之力倍增。

【按语】三棱、莪术相兼为用，理气活血，为疑难病常用之药。将其改作丸剂，服量少而效宏，我常以此丸与汤剂或中成药或小方制剂配伍，治疗瘀血胃痛及脾气虚而血瘀之溃疡性结肠炎，均为久瘀正虚邪实之疑难重症，遵张锡钝妙论，合补气健脾之品以扶正，故能久服无弊，缓克顽症，屡起沉疴。

二十四、雷丸

雷丸仁　使君子仁　槟榔各等份

【制法】共为细粉，水泛为微丸，如白芥子大。

【用法】小儿，1~2岁（不含2岁）每次1g，2~3岁（不含3岁）1.5g，3~5岁（不含5岁）2g，5~7岁（不含7岁）3g。空腹米汤送服，一日2次。

【功能】杀虫、消积、化疳。

【主治】虫积、食积腹痛之症。

【方解】小儿虫积多兼食积、疳积之症，故杀虫、消积、化疳同用，甚合诸症。使君子仁味香性温，杀虫消积，为驱蛔虫要药，又有健脾胃之功；雷丸仁苦寒，功专杀虫；槟榔辛苦、温，杀虫消积，且有轻泻作用。三药相伍，杀虫、消积、缓泻之功愈增，最宜小儿虫积、食积之症。

【按语】使君子仁服用过多或饮冷则呃逆，饮热姜水即止。雷丸素受热至60℃即被破坏而失效，故不宜入汤剂，制成丸，以保全药效。临床用于小儿虫积腹痛，如驱虫后尚存食积、疳积而见厌食、消瘦诸症，我常配验方制剂疳积消颗粒、枳术消积丸，甚效。精制为丸，便于小儿服用。

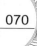

二十五、人参粥

党参50g 茯苓100g

【制法】共为细粉，备用。

【用法】一次30g，同粳米60g熬粥。以盐汤将口漱净后再食粥。一日1~2次。

【功能】健脾益气，和胃增食。

【主治】脾胃虚弱所致纳呆者。

【方解】凡病之生，多由脾胃；百病之成，必伤脾胃。脾胃为后天之本，气血生化之源，以营养周身。久病体弱或大病初愈，脾虚胃弱，纳少食减，最需食养食疗调摄脾胃。本方以党参、茯苓甘淡味厚，相须为用，健脾益气，和胃消食，为治本之策。方名"人参粥"，而用党参，是因古时二药多不分也，故名人参粥。粥者，文火久熬之粥，使黏者愈黏、稠者愈稠，黏稠之性，留恋胃肠，擅养胃气。本方参苓相须，补气健脾；粳米甘寒、谷气有余，与参苓共熬，最能养胃益阴，开胃进食。

【按语】凡脾胃虚弱、久病新瘥、年老体弱、消化吸收功能障碍者，每用皆效。

二十六、白术膏

白术500g 陈皮125g

【制法】二味加水浸泡至透，用密闭冷凝法煎煮1小时，并回收芳香水另置，滤液另置。药渣加开水再煎煮1小时，滤过。两次滤液合并、沉淀、过滤，低温浓缩至1∶1，加蜂蜜收膏。芳香水二次蒸馏后加药膏内至1 200mL混匀。密闭冷藏备用。

【用法】一次30~50mL，温开水调服，一日2次。

【功能】健脾益气，理气和胃，升清降浊。

【主治】脾胃不和所致饮食无味、泄泻、痞胀之症。

【方解】脾健则升，胃和则降。本方白术健脾益气升清阳，陈皮理气和胃降逆（浊），二者相辅相成，健脾和胃，升清降浊，二气均分，痞胀自消，饮食增进。

【按语】本方用于脾胃不和之证，甚为对症。常用于胃动力障碍，属脾虚失运所致之痞满、纳差者。

二十七、山蓟膏

土炒白术500g　　白蜜100g

【制法】将白术片加水8倍，煎煮1小时，滤过，再加水6倍煎煮1小时，滤过，并同时收集芳香水。两次滤液合并沉淀，浓缩至1∶1，加入白蜜煮沸收膏，晾至60℃后加入重提之芳香水至1 000mL混匀，密闭冷藏备用。

【用法】每服50mL，淡姜汤点服，一日2次。

【功能】益气健脾，生津益胃，增进食欲。

【主治】脾胃虚弱，运化失司，胃阴不足，纳少、化迟而致痞满之症。

【方解】太阴主生化之气，其性喜燥，其味喜甘，其气喜温，白术备此三者，故为中宫要药；白蜜甘平濡润，甘味重，归脾速，濡润能制白术之燥。二药配伍，令白术虽燥而不烈，白蜜虽濡润而无滋腻；补脾而不滞，醒脾而不燥，又能生津开胃，故能增食而壮体。

【按语】山蓟者，白术之别名也，故名山蓟膏。临证常用于脾虚胃弱、气阴双亏、大病初愈而致饮食无味、口干、食少、纳呆者康复过程中的食疗、食养，以此膏调养最为对症。

二十八、干姜丸

干姜300g　赤石脂180g

【制法】共为细粉，水蜜为丸，如梧桐子大。

【用法】一次6～9g，一日3次，米汤或汤剂送服。

【功能】温胃和中，涩肠止泻。

【主治】胃中冷不能食、食不能消，寒湿泄泻及脾胃虚寒久泻诸症。

【方解】脾胃阳虚，或过食生冷寒凉之物，或夜卧露宿风凉，寒邪直中，或过用苦寒克伐之品，造成胃内寒凝气滞，失其和降之职，终致胃中虚冷。干姜辛热燥烈，功专温中祛寒，故为君；赤石脂具甘温涩之性，功专敛阴止泻，以防久泻伤阴。二药相伍，温涩并用，俾复其中焦阳气，则诸症可除。

【按语】结肠炎属寒湿滑泻，久治不效者，可配伍此药。

二十九、茴香丸

小茴香100g　生姜200g

【制法】同捣令匀，取汁密闭另置。药渣置干净容器内以湿棉纸盖一宿，次日以文武火炒黄，为末，黄酒加药汁泛为丸，如梧桐子大，晾干，密封贮存。

【用法】一次20丸，一日3次，茶或酒送服。

【功能】温中散寒，理气和胃。

【主治】寒湿困脾，胃失和降所致食少纳呆之症。

【方解】寒湿困脾，中阳受困，脾气被遏，运化失司，当用温通之法。小茴香辛温芳香，辛香化湿，理气和胃；生姜辛温行散，温脾散寒，止呕。二药合用，温中散寒，理气和胃，服时药借酒力则散寒作用更突出。

【按语】以二鲜生药捣取汁泛丸，是为防药物气味挥发，故将药渣炒黄为末，加酒泛为丸，以药尽其用。

三十、山楂粥

山楂（去核）300g　桂皮30g

【制法】共为细粉备用。

【用法】取30g，用水400mL煮沸，加入适量糯米粉熬成粥，单服或和蜜同服。一日1～2次。

【功能】健脾开胃，消痰行滞化瘀。

【主治】脾胃虚弱、中焦虚寒所致食积难化者。

【方解】宿食停滞，脾胃失和，气结中焦，则为痢，为痰，为血瘀。方中以山楂开胃消食、行滞化瘀，为君；桂皮辛温通助阳暖胃。二药相伍，则滞散痰开、血行痢止。本方通治食、痰、气、血、积滞之消化不良，甚效。

【按语】纳呆、食少、化迟者临证多见，既有脾胃虚寒，健运失司，又兼积滞难化，不耐药力，唯以此粥食疗，每用多效。

三十一、麦蘖丸

大麦蘖（大麦芽）300g　干姜60g

【制法】共为细粉，水泛为丸，如梧桐子大。

【用法】一次6g，一日3次，温开水送服。

【功能】消食健脾。

【主治】饱食即卧，宿食停滞，令人四肢烦重。

【方解】脾胃阳气素虚之人，食后最易困倦欲卧。饱食而卧，食必停滞，损伤脾胃。大麦芽味甘、性平，最能健脾消食；干姜辛热，功擅温胃散寒。二药相伍，消补相兼，使宿食消而脾胃健。

【按语】胃主受纳水谷，脾主运化精微，以奉养周身。脾胃元气盛，则能食而不伤。若脾胃素虚之人，或大病初愈，或外因所伤，致脾胃虚弱者，纳运失司，临证多见纳呆运迟，饮食无味，而致痞胀、厌食、四肢烦重、嗜卧。本品擅消食健脾，温中助阳，故效渐见。

三十二、苍术丸

制苍术1 000g　神曲500g

【制法】共为细粉，水泛为丸，如梧桐子大。

【用法】一次30丸，一日3次，米汤送服。

【功能】除湿散寒，健脾和胃。

【主治】腹中冷痛不能食，食而不消，羸弱多病，舌质淡，舌体胖大，边有齿痕，苔白滑厚腻者。

【方解】脾胃阳虚，寒湿内盛，运化无权，变生诸症。苍术辛温芳香，温中散寒，燥湿醒脾，配以神曲和胃消食，则寒散湿除，脾健胃和，能食而体壮。

【按语】脾胃寒湿、健运失司，变生诸多杂症，临证屡见不鲜。余辨证拟方，每加此丸吞服，收效明显。

三十三、连蒜丸

黄连60g（为细粉）　　大蒜60g　马齿苋300g

【制法】黄连粉与大蒜共杵为泥，候干打粉，马齿苋煎汁泛丸，如梧桐子大。

【用法】一次30～50丸，一日3次，温开水送服。

【功能】清热燥湿，消积化毒。

【主治】热痢。

【方解】脾失健运，饮食停积，郁而化热，蕴积胃肠，泻痢并作，古云"无积不成痢""无湿不作泻"。故应清热厚肠，消积导滞。本方以黄连、马齿苋清热燥湿、厚肠止痢，大蒜消脾胃之食滞而解毒。三药合用，郁热清，积滞除，泻痢自止。

【按语】马齿苋味酸性寒，清热解毒止痢，取其汁与黄连、大蒜泛丸，可加重清热之力。余常以此丸治痢疾，取效快，服用方便，较抗生素效高价廉，又无害胃之弊。

三十四、参术丸

人参100g　白术100g

【制法】共为细粉，水泛为丸，如梧桐子大。

【用法】一次10g，一日3次，米汤送服，或随汤剂吞服。

【功能】补益脾肺。

【主治】脾肺气虚，胃伤阴虚，相火上冲之呃逆。

【方解】脾气虚弱，则元气下流，相火上冲，胃阴亦伤而呃逆不止。人参为益气补虚之珍品，尤擅补脾肺之气；白术为健脾养胃之良药。二者相须配对，补气健脾之功更强，且使中气、元气相互资生，则脾胃自健，元气自充，阴精自旺，相火不得妄犯胃气，自无冲上呃逆之患。

【按语】"久病逢呃即可惊"，意思是说胃气败，元气损，相火犯胃会导致呃逆发生，应引起警惕。余临证用此方，常加枇杷叶、芡实、牡蛎等补肾镇摄、平冲降逆之品，其效更著。

三十五、二冬膏

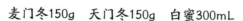

麦门冬150g　天门冬150g　白蜜300mL

【制法】水煎两次取汁，浓缩控量至300mL，加蜜收膏，约600mL。

【用法】一次20～30mL，一日3次，空腹温开水送服。

【功能】滋阴润燥，消痰生津。

【主治】肺胃燥热所致咳嗽痰少、痰中带血、咽痛音哑。

【方解】肺为清肃娇脏，属金忌火，宜清宜润。天门冬养阴润燥，清热生津，润肺止咳；麦门冬清心润肺，益胃生津，养阴润燥。二药合用，相得益彰，滋阴润燥，肃肺化痰，兼清心胃，则火不刑金而金土双益。

【按语】天门冬清金降火，益水之源，能下通肾气以滋阴；麦门冬气薄主升，味厚为阴，有清心润肺之功，堪与天门冬相并而施膏者，以濡其枯槁焉。我常以此方加玄参、沙参、生地黄、蒲公英等，制浓缩丸或加蜜熬膏，清肺胃燥热，以治咽痛、干咳、厌食、呃逆、舌红无苔、脉细数之肺胃阴虚、火旺刑金、燥热伤阴之症甚验。

第三章　验方制剂

　　"验方"是历代医家依据中医药理论指导，辨证论治，按君臣佐使合理配伍，所拟定组方严谨、剂型合宜、主治明确、功效显著的效验良方，它经过反复验证、修订完善，与专科专病专药的形成密不可分。我遵此创诸多效验良方，选介如下。

一、疳积消颗粒

醋炮穿山甲70g	醋制鳖甲70g	醋制龟板70g	鸡内金100g
生牡蛎70g	醋三棱30g	醋莪术30g	山楂60g
羊肝粉50g	白糖150g	红糖150g	山药粉200g
葡萄糖酸锌10g	硫酸亚铁10g		

【制法】前9味药共为细粉，与白糖混匀。红糖熬水，与山药粉勾芡，加葡萄糖酸锌、硫酸亚铁调和药粉，制作颗粒，低温烘干。分装密封，于干燥阴凉处保存。

【用法】内服：1岁内小儿一次1g，1～4岁（不含4岁）一次2g，4～6岁（不含6岁）一次4g，6～9岁（不含9岁）一次6g，一日2～3次，餐前服，温开水或稀汤送服。也可烙成薄焦饼作食疗，小儿更喜欢吃。方法是：用适量白面粉、鸡蛋、芝麻、盐等辅料，再入5日药量，烙成薄饼。

【功能】健脾开胃，消积化疳，行气活血，补钙壮骨，补锌增食。

【主治】小儿厌食、积滞、疳积、贪食所致的营养缺乏症。症见偏食、挑食、厌食、贪食，饱胀嗳腐，呕吐，腹泻或便秘，脘腹疼痛，俯卧不安，躁动易怒或精神萎靡，口糜口臭，毛发焦枯、成绺，潮热盗汗，面黄肌瘦，腹大青筋，舌质淡、苔腻，或舌质红、花剥苔（地图舌）等。

【方解】小儿为稚阴稚阳之体，脏腑娇嫩，脾胃虚弱，易虚易实。如乳食不当，饥饱失宜，寒温失度，最易外感风寒、内伤乳食，导致胃肠功能紊乱，而纳运失常，乳食不化，轻则厌食，重则吐泻。若失治误治，重伤脾胃，则食积气滞，郁而化热，气阴耗伤，日久成疳。故首当消食健脾。

鸡内金甘、平，甘能健脾强胃、生发胃气、消中兼补，又能养胃益阴、和胃生津、消积化瘀，为健脾消食之妙品，凡食积内停所致之症皆可选用，尤宜于脾虚食积及小儿疳积。因积久耗气伤阴而成疳者，常见潮热盗汗、羸瘦腹大、毛发干枯成绺、消化不良等症。鸡内金为鸡胃内膜，含胃激素、角蛋白等，不含任何消化酶，吸收到血液后，通过体液因素而兴奋胃壁的神经、肌肉，从而促进胃液分泌，增强胃肠运动，加快胃肠排空，故作用较慢而持久。本方用之，取其健脾强胃之功，为治本之策，故为君药。

食积既成，气滞必生，血瘀随至。山楂酸甘、微温，功专消食健胃，活血散瘀。甘能健脾开胃，酸能开胃增酸，促进胃液分泌而助消化，尤擅消油腻肉积，为治油腻肉积及疳积要药。三棱、莪术破血行气，消积止痛。本方取其三者健脾开胃、化积活瘀止痛，助君药健脾强胃，化积行气，促进消化，故为臣药。

积久化疳，气阴耗伤，潮热盗汗，取穿山甲、龟板、鳖甲、牡蛎等咸寒滋阴潜阳之品，壮水之主，以制阳光也。咸能入血走阴，入肾生水，寒能清热，为阴虚阳亢所致潮热盗汗之要药。且其中所含骨胶原、角蛋白、碘、维生素D及多种氨基酸，能促进钙吸收，补钙强骨。羊肝含大量锌元素，可补锌、消食健胃，营养丰富，是食补妙品，擅治小儿厌食。山药甘、平，健脾益肾，补气养阴，味甘而多汁，既能补脾气又能补脾阴。小儿脏腑娇嫩，脾胃虚弱，正需此药。上六味为佐。

红、白糖甘酸化阴，和缓益脾，调和诸药，为使。

全方健脾开胃，消积化疳，行气活血，补钙壮骨，补锌增食，促进消化，改善营养，正与儿童营养缺乏症病机相符合。

【按语】我长期从事脾胃消化系统疾病临床诊疗研究工作，发现多数脾胃病患者病程较长，甚至自幼即有胃肠消化不良。究其原因，小儿为稚阴稚阳之体，脏腑娇嫩，脾胃虚弱，易虚易实，加之喂养不当，乳食伤胃，则纳运失司，失治误治则气阴耗伤，积久成疳，重伤脾胃。先天不足或后天失养，以致健康基础有所破坏，为后来身体健康埋下隐患，因此我在防治脾胃消化病证时，注重从小儿抓起，尤重视有关厌食、积滞、疳积方面的防治经验及其验方的搜集。如《本草求原》载鸡内金单味研末服，治食积腹满；《医学衷中参西录》的益脾饼，治久泻完谷不化；《寿世新编》中，鸡内金与车前子研末服治小儿疳病。还有新安县的羊肝散、猪肝散，豫西薄饼，禹州的三棱丸，郑州的鲜肝散等地方验方，方中皆有鸡内金，多有羊肝或猪肝、山楂、三棱、莪术、山药等品。就证本草，结合临床，因而拟订本方，并设计为甜香颗粒剂，口感好，则小儿乐意接受，用之多年，疗效极好。用法上灵活多变，亦可做脐贴外治，或做成香甜酥脆的薄饼食疗。

【案例】石某，男，10岁，小学生，2010年2月2日初诊。

代诉：自幼体弱，常易感冒、咽痛、咳嗽，扁桃体肿大、化脓，高热，反复发作，十天半月一次，辄以输液抗菌消炎。热虽退，胃痛、饱胀、嗳气、口臭、便秘等症更重。素有打鼾、流涎、磨牙、俯卧之症，大便干结如黑羊屎，3～4日一次，面色黧黑、黑眼圈，消瘦（体重不足30kg），低热、身困乏力、手足心热、自汗盗汗。脉细弦数，舌质红、苔花剥，舌体胖大、边有齿痕，唇赤，舌脉瘀，口唇紫红。郑州大学第一附属医院检测：免疫球蛋白A 0.7g/L，低下。

辨证：脾失健运、气阴双亏之疳积。

治法：先以消积导滞、通腑泻热祛其邪、治其标，继以养阴益胃、补气健脾扶其正、固其本。

处方：自拟枳术消积丸化裁。

生白术20g，炒枳实15g，炒莱菔子15g，槟榔15g，牵牛子12g，焦三仙各15g，三棱8g，莪术8g，牡丹皮15g，连翘15g，北沙参20g，甘草10g。7剂。

自制疳积消颗粒2袋，一次4g，一日3次，温开水送服。

二诊：2月9日。胃较前舒服，食欲增进，食量增加，磨牙减少，大便由干变软，顺畅，一日1次。脉细数，舌质尖边红，舌脉瘀。药对病机，症有所减，继以上药10剂，疳积消颗粒2袋。

三诊：4月23日。胃痛止、胀消、舒适，饮食增加，体重增加，无自汗、盗汗、身困、乏力，面色白中微红、有神。大便成形，黄色软便，一日1次。近2个月无感冒发热。脉沉缓、较有力，舌质淡红、苔薄白。邪去正复，予以补气健脾，和胃消食，固本防复。

处方：黄芪30g，党参15g，炒白术15g，茯苓20g，炒枳壳15g，当归10g，焦三仙各15g，鸡内金15g，炒莱菔子15g，甘草10g。20剂。

四诊：7月2日。奶奶带孙子来复诊，诉一直未感冒发热，未再打过针，扁桃体无肿大，咽腔无充血水肿，能吃能睡，饮食增加，面色转红润，精神转佳，体重增加，大便正常。脉沉缓有力，舌质淡红、苔薄白。邪去正复，无须服药，嘱饮食有节即可。

按：本案自幼纳差食少，积滞不化，内热耗气，抗病能力低下，易受外感，"没有内邪，不遭外患"，可见内因是决定因素。反复感冒发热、扁桃体肿大、化脓，屡用抗菌消炎，屡伤脾胃，加重了脾虚，纳运失司，化源不足，正不御邪，则形成恶性循环。若"以症为本"，针对高热、咽喉肿痛、扁桃体化脓，采用常规"对抗疗法"——抗菌消炎，则犹如"一场恶战"，不是两败俱伤，就是虽胜犹败。我认为，本案积滞成疳，邪实为重，积不去，热难除；邪不去，正难复。故必先以消积导滞、通腑泻热祛邪治其标，继以养阴益胃、补气健脾扶其正。

二、通腑宁浓缩丸

> 生白术130g　　炒枳实60g　　制香附70g　　醋延胡索30g
>
> 炒莱菔子35g　　胆大黄粉400g　　炒决明子80g　　生首乌150g
>
> 玄明粉65g

【加减】瘀血重者，加桃仁；胃肠积热重者，加白头翁；气血虚者，加黄芪、当归、黑芝麻、桑葚、熟地黄、制首乌；脾气大虚者，加人参；气滞下坠者，加槟榔；阴津亏损者，加北沙参、麦门冬。

【制法】设计为三层分溶型浓缩缓释丸，如梧桐子大。中心层，胆大黄粉、玄明粉；中层，生白术、炒枳实、制香附、醋延胡索、炒莱菔子；外层，炒决明子、生首乌。以水泛丸。晾半干，低温烘干，打光，薄膜包衣（肠溶材料）。紫外线杀菌，包装，密闭阴凉处保存。

【用法】每天下午5时餐前定时服10～20丸，温开水送服，次日上午能通畅排出软条大便为佳。必须定时服药，多饮开水，定时排便，养成良性排便周期。可根据大便软硬、病史久暂、体质强弱、病情轻重而增减服药剂量和决定疗程长短。

【功能】通腑排毒，润肠通便，健脾促动。

【主治】习惯性便秘。长期便秘引起体内有害物质蓄积，破坏内环境平衡稳定，必然导致多脏腑、多系统、多器官病理损伤而出现诸多症状，如饱胀、嗳气、腹痛、厌食、心烦、失眠、头昏、健忘、身困、乏力，久则气血瘀滞，循环不畅，可并发高血压、高血脂、高血糖、脂肪肝、痤疮、色斑、痔疮等，甚至有转化成结肠癌、直肠癌之可能。

【方解】胃肠属腑，泻而不藏，以通为用。便秘之成，大凡因年老气虚津亏，肠燥失濡，或脾胃虚弱，运化无力，胃肠蠕动缓慢所致。通腑宁浓缩丸为三层分溶型浓缩缓释丸，功能分序有别：

外层先溶，以苦甘清润为先导，取决明子甘、苦、咸之性，甘能补血益阴，苦能清热，咸能软坚，润肠通便；生首乌苦甘涩、稍温，润肠通便解毒。二药相须配对，取其苦甘清润、通便解毒之功，为使药。

中层继溶，健脾补气，令脾气健则清阳升而浊阴降，升降有序，增强胃肠动力，以固其本，促进胃肠蠕动。生白术为健脾之猛将，取其甘苦、温之性，大补脾胃之元气；味甘，能健脾补中益气，苦能除胃中湿热，令脾胃之气强健，而固其根本，故为君药。中虚则气滞，必生痞满，取炒枳实苦、温之性宽肠下气，合生白术为枳术丸，消补兼施；炒莱菔子辛甘、平，降气除胀，消食化痰，擅治食积气滞、中气不通之痞满。炒枳实、炒莱菔子二药相须配对，宽肠降气、通腑除胀力彰；醋延胡索、制香附二药相须为用，理气开郁行滞。此四者宽肠行气，通腑除胀，为臣药。与君药相匹配，一补一消，一静一动，消补兼施，动静结合，既防君药大补壅滞，又不致臣药消伐损正。君臣合力，补气健脾，宽肠消胀，为固本之策。旨在以中层补气固本，增强胃肠蠕动之原动力。

久秘郁结毒盛，腑气难通益闭，中心层以苦寒咸滑之性，取其通腑泻热解毒之功，水到渠成，通而下之。胆大黄（胆汁拌大黄）苦寒坚阴，玄明粉咸寒软坚，寒能清热，滑能润燥，咸能软坚，二药相须配对，通腑泻热力彰，故为佐药。

三层丸共奏润肠、促动、通腑、排便、解毒之功。

【按语】便秘系指排便超过48小时，质硬干结如羊屎，艰涩不畅，或黑黏不爽，甚至必须靠药物或灌肠才能便出大便的一种慢性病症。便秘常可引发多种疾病，亦可是多种疾病的一个并发症。多见于老年人，大凡因年老气虚津亏、脾胃虚弱、运化无力、胃肠蠕动缓慢所致。近年有发病年轻化趋势，中青年女性、白领、脑力劳动者，以及多静少动、压力大、精神紧张之人，甚至婴幼儿也有发病，与饮食习惯、生活方式、多静少动、精神紧张、婴幼儿脾胃消化吸收功能尚未发育完全等因素有关。便秘不可轻视，应以预防为主，积极治疗。

便秘治法很多，辨证施治、治病求本至关重要。切忌久用苦寒败胃专攻泻下之品。最好有健康的生活方式，合理均衡的膳食结构，多食粗纤维食物，适量运动，常做提肛功能锻炼，养成良性排便周期。我在临床实践中，根据胃肠属腑，泻而不藏，以通为用的理论，以"通、健、养、解、平"五字诀，创制验方"通腑宁浓缩丸"，结合患者具体情况和个体差异，辨证施治，"量体裁衣"，先以汤剂调理，继以丸剂巩固，从根本上解决便秘之苦。"通"者，通可祛滞，通可泻热，通则不瘀，通则不痛，通可令腑气通畅，逐秽排毒，从而周流气血，旺盛代谢，增强胃肠动力，促进胃肠蠕动，正是"以通为用，以泻为补"原则的具体体现，"通"贯穿五字诀全程。"健"者，健脾补气，脾气健则清阳升而浊阴降，升降有序，胃肠动力增强，才能恢复脾胃健运功能，促进消化吸收。"养"者，一养胃气，二益胃阴。胃润则降，与脾健则升相匹配，升降有序，才能恢复健运功能，增强胃肠动力。"解"者，即解毒，取胆大黄苦寒之性以通腑解毒，而收全功。"平"者，以平为期，勿强攻峻泻、苦寒败胃、大补壅滞，当补则补，当泻则泻，以脏腑气血阴阳平衡为目的。全方通而不伤正，补而不滞邪，令毒邪去而正气复，脾胃健而运化行，糟粕去而肠腑宁。

恩师张海岑先生曾讲过一个有趣的故事：一个学生请教老师，说患者大便久秘，用大黄渐加至30g，然只见腹痛，不见大便，问这是为什么。老师未正面答复，只是讲了个故事，说：农夫赶牛车行至大坡之下，二牛卧而不走，农夫用皮鞭狠打也无用，正巧路过一老人说："不要打牛，将你的干粮和水草喂它。"牛吃好，喝好，也休息好了，老人说："可以上坡了。"农夫扬鞭未打，二牛齐力奋起，很快把车拉上坡了。学生听罢故事，用原方加党参30g，减大黄15g，患者一剂知，二剂通。

这个故事我一直记忆犹新，对我临床治疗各种便秘有很大启发。

【案例一】赵某，女，82岁，住郑州市东大街，2004年8月10日初诊。

儿媳代诉：便秘10余年，加重半月，因10天未排便而低热、呕吐、腹痛住某院，经抗菌、灌肠排出干结粪块（4天4次），稍缓解。自行出院2天后又加重，慕名来请中医根治。刻诊：发热（38℃），左下腹痛、拒按，起卧时尤甚，干呕不食，3天无大便，舌质红绛、裂纹满布、无苔，舌体胖大、边有齿痕，舌脉瘀阻，脉弦滑数。外科会诊为不完全性肠梗阻。

辨证：阳明腑实、燥热伤阴之便秘（肠梗阻）。

治法：急下存阴、通腑泻热。

处方：大承气汤加味。

大黄15g（另包），厚朴15g，枳壳15g，玄明粉10g（另包），生首乌30g，赤白芍各20g，生白术30g，桃仁15g，白头翁30g，甘草10g。3剂。

用法：大黄、玄明粉用凉开水浸泡。余药凉水浸泡1小时，文火令小沸，煎25分钟，加入大黄，继煎5分钟滤出药液；加开水二煎，煎40分钟，滤过。二汁合并，加入大黄、玄明粉浸出水，分2次早晚服。

二诊：8月13日。服1剂后，排便干如羊屎数枚，2剂后仍下干结粪块十多枚，3剂后排便头干后溏、黑黏、恶臭、甚多，腹痛、腹胀大减，食欲增进，体温37.5℃。继以清热养阴、益气健脾、活瘀润肠之法，调方如下：

处方：北沙参30g，麦门冬20g，白芍30g，生首乌30g，生白术30g，枳壳15g，桃仁15g，马齿苋30g，败酱草20g，白头翁20g，生熟地黄各15g，甘草10g。五剂。

配通腑宁浓缩丸，120g×2袋，一次30丸，一日1次，晚饭前服，多饮水，以增水行舟。

三诊：8月20日。大便正常，黄色软条，一日1次，腹胀、腹痛消失，饮食有味，食量、体力恢复，能操持家务，脉沉缓，舌质淡红、少苔，舌体胖大，舌脉瘀。基本康复，仍需以通腑宁浓缩丸巩固之。

2005年2月10日追访：药后饮食、二便正常，尚能操持家务。随着大便好转，药丸递减至一次5丸，也能天天顺畅大便，偶有隔日1次或较干时，增加3~5丸，就又一日1次了。

按：年高体弱，气阴双虚，燥热内结之便秘，极易导致肠梗阻急腹症，急则治其标，以大承气汤之意，急下存阴。缓则治其本，清热养阴、益气健脾、固本防复。终以验方制剂善其后，前后一贯，有序论治，步步为营，故病得痊愈。

【案例二】郭某，女，4岁半，洛阳市人，2000年8月15日初诊。

母代诉：自出生后5天无大便，呕吐不乳，全身黄疸，用泻药后解第一次大便，此后每5~7天一次，总靠泻药才能大便。长此以来非常痛苦，影响食欲和睡眠。患儿每次大便干结如羊屎，每每恐惧大便，临厕哭闹不安，需家人陪伴、安慰、鼓励。检查示直肠以上结肠扩张，肛裂。

予通腑宁浓缩丸一次5丸，次日仍未大便；改服一次10丸，腹痛、肠鸣，仍未大便。遂嘱每日药量分5丸口服，5丸研末水调30mL，肛门注射，一日1次。家人诉其后每天有大便，干结如羊屎数枚，一连5天如此，亦无腹痛。1周后大便呈软条、通畅，停用肛门注射给药，仅每日下午5时定时服药5丸，次日上午准时排出软条黄色大便1次，据便质而增减药量，连用3个月，已养成一日1次大便的良好习惯，停药后无复发。

按：婴幼儿便秘，为常见病，尤其非母乳、吃奶粉者更多发便秘。多与胃肠发育尚未完善、喂养失调、积滞不化、积热耗液、腑气不通有关。本案属新生儿胎毒内结、腑气闭塞、喂养失宜而成便秘、黄疸之症。久拖失治，结肠扩张，蠕动乏力，加重便秘。初用通腑宁浓缩丸，量少不大便，量多腹痛，仍然不大便。故改用半量口服，半量肛门注射，内外合力，便秘之疾终得痊愈。

三、耄耋通浓缩丸

生黄芪50g	红参25g	生白术30g	当归15g
厚朴20g	肉苁蓉30g	熟地黄30g	蒸首乌30g
黑芝麻30g	桑葚30g	砂仁8g	炒决明子20g
大黄10g	炒枳实15g		

【制法】提取：生黄芪、桑葚浸泡、煎煮2次，滤净合并；余药打细粉，过120目筛。泛丸如梧桐子大，低温烘干，打光。

【用法】一次6g，一日2次，温开水送服。

【功能】补气健脾，养血润燥，补肾通便。

【主治】老年便秘。

【方解】老年人便秘，责之肺、脾、肾三脏气虚。肺主一身之大气，与大肠相表里，虚则肺卫不固，而形寒、肢冷、短气、便秘。脾为元气之府、后天之本、气血之源、升降之枢纽，主运化、肌肉、四肢，为胃行其津液者。脾运正常才能消化、吸收营养并输布周身，故虚则不运而胀满、肠蠕动无力、肢冷、便秘。肾为生命之根，内寄元阴元阳，主二便，虚则二便不调。所以，老年人便秘，多属气虚、血亏、脏腑功能衰退。

治之大法，首当补气，肺主一身之大气，肺气足则周身之气盛。黄芪甘、温，入肺、脾经而补气。《本草蒙筌》云："参芪甘温，俱能补益。但人参唯补元气调中，黄芪兼补卫气实表。"故老年人气虚便秘重用黄芪，以强周身之气。人参味甘，大补元气，真元之虚，非人参莫属。正如《门纯德中医临证要录·名方广用》云："人参补真虚之功，党参莫能及也，仲景治中虚者常用人参，是取其天地阴阳气血之全意。"日本汤本求真《皇汉医学》云："人参者，为振起复兴新陈代谢机能之衰减。"故取参、芪大补真元之气，为君。

气虚血亏，不能润便，当归补血汤，补气生血；脾为元气之府、气血之源，白术苦甘、温，入脾、胃经，甘温益脾胃之阳气，苦温燥脾胃之寒湿，生用以健脾润肠通便。取此，助君药补气生血、健脾补中之功，为臣。

火能生土，肾寄元阴元阳，肉苁蓉甘咸、温，入肾与大肠，有"沙漠人参"美誉，补肾气、壮元阳、润肠通便；厚朴辛苦、温、芳香，入脾、胃、肺、大肠经，化湿导滞、下气宽中；无水不能行舟，血虚不能润便，取黑芝麻、桑葚、蒸首乌、熟地黄，补阴血而润燥，佐砂仁温香走窜，防其腻胃，有益无弊；决明子甘苦咸、微寒，入肝、大肠经，以清肝明目、润肠通便；大肠者，传化物而不藏，藏必化毒，促肠老化，功能减退，大黄通秘结、化瘀血，荡涤污浊，通腑排毒。取此九味补脾肾、益阴血、润燥通便之功，为佐。

枳实与白术，为枳术丸，消补兼施，既引诸药直下以祛邪，更防复伤，故为使。

全方共奏益气健脾、养血润燥、补肾通便之功，以促进胃肠蠕动，排便有力。

【按语】该方曾送国医大师李振华先生审订，李老认为，老年人便秘常见，用药应有效、不暴、缓功、根治，而不能大泻、久泻、损正。功能应主要侧重益气、养血、润燥、健脾、补肾方面，以促进胃肠蠕动。经与李老和他大女儿李兰芬医师、高徒郭文医师共同讨论，对方中每一味药，引经据典、结合经验和老年人的体质特点，各抒己见，拟订此方（炒枳壳易为炒枳实，生晒参易为红参，加炒决明子、厚朴，去莱菔子），君二、臣二、佐九、使一。

【案例】赵某，男，80岁，便秘2年余。初服通腑宁浓缩丸一次6g，一日2次，有肠鸣，食欲增，但排便无明显效果；10天后，消化功能增强，肠鸣增加，大便2天一次，成形、稍干，仍身体乏力。改服一次9g，1周后，精神好，有力气，大便一日1次，成形、不干。

按：药力平和，补气健脾、理气和胃、增进食欲，扶正之功显效，治本之法见功。该药力稍逊，但增量则疗效显著，我以此治疗多人，皆有疗效，基本达到李老"平稳、缓功、有效"的要求。

四、六和正气浓缩丸

藿香梗130g	紫苏梗90g	佩兰90g	苍术60g
白术60g	白芷90g	陈皮90g	厚朴60g
木瓜50g	白扁豆40g	茯苓40g	姜半夏40g
神曲50g	山楂肉50g	大腹皮30g	荷叶90g
滑石150g	桔梗15g	大枣15g	生姜20g

【制法】生姜榨汁备用。姜渣、大枣、大腹皮、荷叶、山楂水煎提取药汁，浓缩至1 000mL，备用。余药打细粉（过120目筛），用生姜汁起胎，确保生姜挥发性成分。药液泛丸，如梧桐子大，晾半干；以薏苡仁粉、滑石粉为衣，打光，低温烘干，薄膜包衣。紫外线杀菌，密封，阴凉干燥处贮存。

【用法】一次6～9g，一日2～3次，温开水送服。

【功能】芳化解表，和中正气，化湿健脾，调理胃肠。

【主治】内伤饮食、外感风寒暑湿所致的吐泻腹痛、发热恶寒等时令急症，以及素体脾虚湿阻，气机不畅之脘腹痞满、饱胀、嗳气、纳呆、浮肿、便溏等慢性胃肠病症及肠易激综合征。

【方解】脾胃乃中州坤土，司升降，主运化，灌四旁，气血之化源、后天之本。内伤饮食，外感风寒暑湿，邪干中州，气机逆乱，运化失司，则脾虚湿阻。本方旨在和中正气、化湿解表、健脾理中，以祛邪固本。

藿香辛、微温，入脾、胃、肺经，芳香化湿，和中止呕，发散表邪，芳香而不耗气，化湿而无伤阴，微温而不燥热，属芳香类化湿之要药；紫苏辛、温，入肺、脾经，发表散寒，行气宽中，外可达腠理而宣通肺气，内能开胸膈之气滞、化湿浊而健脾和胃。独取二药之梗者，因其擅理胃肠之气滞，理气宽中，故为君药。

脾为湿土，喜燥恶湿，苍术辛苦、温，入脾、胃、肝经，辛香疏散，苦燥性温，燥湿健脾，能发汗散表；白芷辛、温，入肺、胃、大肠经，辛温香燥，既发散在表寒湿之邪，又芳香温通透窍，为风寒夹湿感冒、头痛鼻塞之要药。二药相伍，为臣药。

脾虚失运，痰湿由生，故取健脾之猛将白术补气健脾；茯苓甘淡，渗湿利尿；白扁豆甘、微温、气香，健脾燥湿，化湿浊而和中，擅治暑湿伤中、脾胃不和吐泻之症；大腹皮，辛而微温，入脾、胃、大小肠经，为利气行水之要药，下气宽中、利水消肿；厚朴辛苦、温、气香，擅行气燥湿化浊，为消胀除湿之要药，与大腹皮相伍，湿阻气滞之痞满最为对症；风寒暑湿伤脾害胃，纳运失司，功能紊乱者，取半夏、山楂、生姜、大枣以和中正气。本方取白术、茯苓、白扁豆、薏苡仁健脾利湿固本；大腹皮、厚朴下气宽中，治其标；姜、枣和中正气，安其中。故此三组八味药，扶正祛邪，令脾胃纳运功能复其常，为佐药。

取滑石滑利清降之性，导湿热由小便排出，为使药。

全方疏表散邪于外，健脾渗湿于内，导湿热利于下，内外分消祛其湿，和中正气固其本。为外感内伤、脾虚湿阻之良剂。

【按语】六和正气浓缩丸是依《医方集解》藿香正气散等三个正气散

之意而设。结合临床常见外感与内伤发病机制，以祛邪扶正、安内攘外、内外兼治为大法。元气不足易受外邪，兵家认为，没有内患不遭外袭，攘外必先安内。医家认为，邪之所凑，其气必虚。气虚即脾虚，脾虚失运，湿阻中州，更碍脾运，感时令重邪更伤脾胃。经曰"正复邪自去"，故健脾化湿为安内扶正之重点。《儒门事亲》曰："病之一物，非人身素有之也。"病之所加即外来也，应当祛之。感风寒暑湿之邪，必当芳化解表，祛邪外出。本方之设，正是解表祛邪、和中正气大法的具体体现。故对时令外感内伤急症效如桴鼓；也适于素体脾虚失运，湿阻气滞，气机不畅，而见脘腹痞满、纳呆食少、便溏不爽之慢性脾胃病证。故临床对胃炎、溃疡病、结肠炎等病因脾虚失运，气机不畅，而湿阻气滞，症见身困乏力、便溏不爽、舌质淡、苔厚腻、舌体胖大、边有齿痕者，主药分别用胃康胶囊、结肠舒浓缩丸，同时均可配伍六和正气浓缩丸，芳化健脾、和中正气，助主药之力。

【案例】吴某，男，30岁，2008年3月7日初诊。

主诉：饮食不慎即腹泻2年余。近日大便一日8次，每因食冷、凉、油腻之物则腹泻不止。劳则身困乏力，动则大汗。脉沉细，舌质淡、苔薄白，舌体胖大，舌脉瘀。西医诊断为肠易激综合征。

辨证：脾胃虚寒、健运失司之泄泻（肠易激综合征）。

治法：健脾和胃，温中化湿。

处方：白术30g，太子参20g，茯苓30g，白扁豆20g，干姜10g，藿香梗30g，紫苏梗20g，陈皮15g，焦三仙各15g，炙甘草10g。10剂。

自制六和正气浓缩丸1袋，一次6g，一日2次。

二诊：3月17日。大便溏，一日3次，虚汗少，精神好，身上有劲，脉细无力，舌质淡红，舌体胖大、边有齿痕，舌脉瘀。上方加黄芪30g、防风10g，以益气固本止汗。10剂。

三诊：4月15日。大便一日1次，成形，有力气，饮食增加，虚汗止，脉沉细，舌质淡红、苔薄白，齿痕不明显。邪去正未复，宜健脾益气、化湿和胃，继服自制六和正气浓缩丸以固本防复。

按：肠易激综合征是一种以腹部不适伴排便习惯改变为特征的功能

性肠病。肠鸣、腹泻为其主要症状,每因饮冷、纳凉等因素刺激而泻如注,反复发作,迁延难愈,病程长达数年至数十年。本案以脾虚湿阻、健运失司、胃肠功能紊乱为主要病机,当从健脾着手,从湿论治,化湿贯穿始终,治疗月余,收效良好。

五、结肠舒浓缩丸

人参150g　　炒白术200g　　茯苓25g　　干姜25g

赤石脂75g　　芡实75g　　莲子75g　　三七100g

血余炭25g　　炙黄芪150g　　蒲公英100g　　马齿苋100g

炙甘草15g

【制法】人参等前9味打细粉备用,炙黄芪等后4味提取煎液。以此泛丸,如梧桐子大,晾半干,低温烘干,打光,活性炭粉为衣,紫外线消毒杀菌,密闭,阴凉干燥处封存。

【功能】补气健脾益肾,活血止血消瘀,涩肠止泻止痛。

【用法】一次6g,一日2次,温开水送服。

【主治】慢性溃疡性结肠炎。症见久泻腹痛,便次不一,轻者一日2～3次,重者7～8次,或突受外因而多达10～20次不等。或溏便,或秘结,或泻秘交替,或兼有脓血黏冻、里急后重等症。多与饮食、情绪、气候、劳累等因素有关,可时轻时重,反复缠绵,长年累月,有数十年不愈者,转成虚劳羸弱之证。

【方解】慢性腹泻多因脾胃虚弱、元气不足、健运失司,久病由脾及肾,由气及血,肺脾胃肠肾俱病,气虚血瘀,故治法首重补气健脾、温阳益肾、活血化瘀。

炙黄芪甘、微温,补三焦、益元气,温分肉、实腠理,擅走肌表,补气升阳,走而不守;人参甘、微温、微苦,擅补五脏之气,兼能养阴,守而不走,同为甘温补气要药。二者相须配对,一走一守,阴阳兼备,通里达外,补中益气,升阳举陷。脾胃气虚者用之,可鼓舞中气;肺虚卫弱者用之,可补气固卫。一切气虚不足之证均可用之。本方取其鼓舞中气、升阳举陷之功，为君药。

气虚即脾气虚，炒白术苦甘、温，甘温能补中益气，苦能燥湿健脾，专治脾虚泄泻之证；茯苓味淡，渗湿健脾。二药相须配对，助君药增强益气补中之功，以固其本，为臣药。

中虚多寒，取干姜辛热，温中逐寒，守而不走；赤石脂甘、温、涩，长于涩肠止泻，收敛止血，且暖脾胃。二药温中散寒，涩肠止泻，补敛结合，标本兼顾。初泻在脾，久泻及肾，莲子入心、脾、肾经，益心健脾，涩肠止泻；芡实入脾、肾经，补脾固肾。二药配伍，相辅相助，统理心、脾、肾三脏，涩中寓补，以补助涩，加强固涩止泻之功，擅治脾肾两虚之久泻久痢。气虚血瘀，久病血也瘀，瘀血阻络，既痛且瘀，故取三七、血余炭活血止血，散瘀止痛，固肠止泻。此三对方为佐药。本方大多为甘温收涩之品，恐有滞涩之弊，故用蒲公英、马齿苋清热解毒、健胃护肠之品反佐。

炙甘草益气补中，调和诸药，为使药。

全方共奏补气健脾、温阳益肾、活血化瘀、涩肠止泻之功，是针对结肠炎久泻脾虚、气虚血瘀、寒热虚实的病机而设的方子。

【按语】我在河南中医学院上学时，见名医李雅言先生开的一张治慢性腹泻的处方中有一味桃仁，不解其意，于是问先生，桃仁多脂滑肠，用此治腹泻是什么道理。先生说："你不知道了吧！桃仁治慢性腹泻好得很。"因故未能详听先生下文。这句话我在脑中存疑了几十年后，我读《医学衷中参西录》，发现张锡纯论治久泻时用黄芪、桃仁等，才恍然大悟。张锡纯说，泄泻本乎于脾，久泻脾气必大伤，气虚血必瘀，故用生黄芪补气健脾，桃仁活血化瘀，则气血调和，生机盎然。至此我方疑虑顿消。后又重读《脾胃论》《古今名医方论》，坚信"脾胃为后天之本、气血生化之源""气血调和，百病不生"的理论真谛。这是我研制结肠舒浓缩丸的理论基础和思路方法，经多年临证应用，理法方药日渐完善，机制透彻，疗效甚佳。浓缩丸剂型又极适合慢性病长期用药的特点，方便、有效，颇受患者欢迎。

【案例】王某，女，31岁，自由职业者，2009年11月24日初诊。

主诉：腹痛腹泻9年，加重月余。腹泻夹血鲜红，一日7～8次，便前腹胀痛，便后即缓，有下坠感。面色萎黄，倦怠乏力，嗜食肥甘厚腻，食多，口臭，泛酸，嗳气，月经不调、量少。脉沉细，舌质红、苔薄白，舌体胖大、边有齿痕，舌脉瘀甚，重舌。2009年3月19日肠镜示：全结肠溃疡。

辨证：脾虚失运、湿热蕴结、气虚血瘀之久痢。

治法：益气健脾，凉血止血。

处方：自拟结肠舒丸加减。

黄芪30g，当归10g，白术30g，茯苓20g，薏苡仁30g，败酱草30g，蒲公英30g，马齿苋30g，白头翁20g，三七粉10g（冲服），花蕊石20g，血余炭20g，黑地榆30g，炙甘草10g。6剂。

二诊：12月1日。服药后，腹胀消，便前腹痛轻，大便爽利、无血，仍有黏液，一日2～3次，便后舒服，无下坠感。脉细，舌淡、苔薄白，边有齿痕，舌脉瘀。上方4剂。

三诊：12月4日。因吃肉饺子，大便带血量多，有黏液，一日7～8次，腹胀痛，便后舒服。脉细，舌质淡白，边有齿痕，舌脉瘀。食复也，上方加炒山楂30g、炒槐花20g，5剂。

四诊：12月8日。大便带血明显减少，一日2次，腹痛轻，脉细，舌质淡红，边有齿痕，苔薄白。其间多次因饮食不节、劳累而反复，嘱其注意饮食起居。首诊方加薏苡仁30g、吴萸连10g，续服20剂。自制结肠舒浓缩丸2袋，一次6g，一日3次。三七山药鸡子黄粥300g，一次50g，一日2次，空腹食之。

五诊：2010年6月1日。患者依上法综合治疗5个月余，大便成形，无黏液，无腹痛，一日1～2次，体重增加2.5kg，面色红润光泽，精神好，能带孩子野外游玩，并已怀孕。脉沉缓有力，舌质淡红、苔薄白，舌脉瘀轻。嘱停服一切药物，注意饮食起居。

按：《素问·太阴阳明论》云："食饮不节，起居不时者，阴受之……阴受之则入五脏……入五脏则䐜满闭塞，下为飧泄，久为肠澼。"本案患者素来饮食不节，嗜食肥甘厚腻，积热蕴蒸，灼伤脉络，导致结肠溃疡。久泻耗气伤阴，反复发作，气血双亏。辨证属肺脾肾俱虚、元气大伤、气虚血瘀之疑难杂症。治疗须辨证、分步、有序综合疗法，不求速效，但求缓功。以粥养胃气，食疗食养为先，胃气来复，食消药布，并益气健脾、止血化瘀，先汤剂、后丸剂循序治疗，以期正复邪去，固本防复。气充血足，经调妊娠，是为明证。

六、降血压浓缩丸

夏枯草80g	旱莲草100g	女贞子100g	茺蔚子80g
槐米100g	怀牛膝100g	杜仲60g	石决明80g
决明子80g	生山楂100g	生蒲黄50g	地龙80g
天麻80g	三七50g		

【制法】夏枯草、旱莲草、女贞子、杜仲四味提取煎液备用。余药清洗甩干，烘干打细粉，以煎液泛丸，如梧桐子大，晾半干，低温烘干。以山楂、枸杞子浓缩膏包衣，打光，密封，置阴凉干燥处贮存。

【用法】一次6g，一日2次，温开水送服。

【功能】滋阴潜阳，镇肝熄风，活血化瘀。

【主治】高血压。

【方解】高血压病多由肝肾阴虚，水不涵木，肝阳上亢所致，与血脂偏高，气血瘀滞，循环障碍，精神紧张，过食肥甘有关。一旦病成，上盛下虚，头痛眩晕、心烦易怒等症出现。治宜平肝潜阳、清肝泻火、滋补肝肾、活血化瘀，以调和阴阳。

夏枯草辛苦、寒，长于清肝泻火，散结开郁；茺蔚子味甘、微寒，凉肝明目，活血通络，行中有补。二药相伍，活血散结，清肝降逆，实为活血散结并用，凉肝与祛瘀并施，相辅相成，共奏清肝火、平肝阳、活血化瘀之功，故为君药。欲清肝火，必滋肾水，涵养肝木，令肝阳潜伏。取二至丸甘苦、微寒，滋阴凉血，补肝肾而明目；天麻甘、平，补肝益肾，熄肝风，降血压；杜仲补肝肾而强腰膝，治小便余沥，除阴汗湿痹；石决明咸寒质重，平肝潜阳。此五味共奏滋水涵木、平肝潜阳、镇肝熄风之功，助君药清肝火、潜肝阳，令火不上犯，故为臣药。阴虚阳亢，气阴必耗，循环障碍。槐米苦寒凉血；生蒲黄、地龙、生山楂活血化瘀通脉；决明子甘苦咸、微寒，既散风热，又清肝火。取此五者共奏凉血活血、散风清火、消脂降压、润肠通腑之功，阻断胆固醇在肠道吸收，故为佐药。怀牛膝苦降，性擅下行，既补肝肾，又活血化瘀，引血下行，故为使药。全方共奏镇肝熄风、滋阴潜阳、活血化瘀、引血下行之功。

【按语】恩师张海岑曾用茺蔚子、夏枯草、石决明、杜仲、桑寄生、怀牛膝等治疗高血压，名降压丸，作治本之药常用，确有稳定血压、调和气血、平衡阴阳之功，现代病理、药理学研究证明，符合心脑血管疾病发病原因及病理机制。动脉硬化、血管痉挛、脑血栓、心肌梗死、眼底出血等，既是高血压的成因，也是其病理结果。本方既有平肝潜阳、清肝泻火、调血脂之药，又有活血化瘀、改善循环、软化血管、凉血止血、引血下行之品，标本兼治。我临床中曾用，除用西药降血压、血脂外，依此方加减制丸常服，患者病情稳定，症状得缓解，西药剂量有减少，疗效巩固。

七、理气活血丹

醋香附260g	柴胡60g	当归100g	川芎40g
木香40g	延胡索60g	莪术40g	三棱40g
制乳香50g	制没药50g	牡丹皮60g	凌霄花60g
大黄60g	红花40g	乌药60g	乌梅40g
吴茱萸40g	艾叶60g	桂枝60g	黄芪150g
党参60g	白术60g	甘草10g	

【制法】方中黄芪、党参、艾叶、桂枝、牡丹皮、红花、乌梅加水6倍浸泡1小时后，煎煮1小时，滤过；再加水4倍，煎煮1小时滤过，合并浓缩至

500mL，备用。余药打粉，用药液、黄酒泛丸，如梧桐子大，低温烘干，密封，阴凉处保存。

【用法】一次6g，一日2次。痛经者经前7~10天服。随着病情好转，可减少剂量。慢性病而不孕者，宜小量常服。

【功能】理气和血，化瘀止痛。

【主治】气郁血滞，久瘀痛经、月经不调、久不受孕等妇科顽症。

【方解】妇人以血为本，月经以调为度，健康以经为鉴。故妇人健康与气血、月经关系密切。可以说妇人健康与否，月经是衡量的标准。所以调经被视为妇人身体健康的"金钥匙"。月经不调虽然病因病机复杂多变，但因气郁血滞者最为多见，郁开气行，气行血和，则月经自调。调经必先理气，是源于气为血之帅、气行则血行、气滞则血凝、气顺则血和、气虚则血滞、气逆则血逆的理论。

醋香附，辛、微苦、微甘、平，入肝、脾、三焦经，理气解郁，调经止痛。辛能散肝气之郁，苦能降肝气之逆，甘能缓肝气之急，为调和肝气、理气解郁、调经止痛之要药。主治月经不调，少腹刺痛。肝喜条达，为藏血之器，气行血和，气顺血行，而郁滞之患，何由不解？故汪昂说："香附子，理血气，妇人之用。"香附所含挥发油，能抑制子宫收缩，缓解子宫肌肉紧张，故有明显止痛调经作用。香附乃"气病之总司，妇科之主帅"。肝喜条达，柴胡甘辛、微寒，入肝、胆经，为疏肝解郁之要药。故本方取醋香附、柴胡疏肝理气解郁之功，为君药。

气郁则血滞，是痛经病机之关键，当活血化瘀。当归养血活血而益肝，令其肝气条达则气畅血活。木香行气，川芎辛温异香，皆为血中之气药，能活血行气止痛，与当归相须配对，养血活血，助君药行气活血调经，故为臣药。

血瘀气滞必作痛，延胡索理气止痛；三棱辛苦、平，削坚积、破癥瘕为长；莪术辛苦、温，消积止痛为上；制乳香、制没药能行血散瘀止痛，相须配对，功效倍增。瘀常化热，热煎瘀甚，故取牡丹皮、凌霄花、大黄、红花凉血散血，活血化瘀，热去则血亦活。寒凝气滞则血瘀，温则凝消瘀散，吴茱萸辛苦、热，温营血，暖厥阴，抵少腹治经寒。乌药辛温，顺气散寒止痛；艾叶苦辛、温，温经止痛；桂枝辛甘、温，温经通阳。三者皆能温下元、暖胞宫、散寒通经以止痛。但大队攻坚破积之品易伤气耗血，故以乌梅佐之，酸收敛阴。经带胎产诸症多与脾胃相关，脾胃乃气血之源、元气之府，故以参、术、芪、归补气健脾养血固其本，气充血行，瘀痛何由生？张洁古云："盖化积必借运气，专用克伐，脾气愈不运，安得去疾！须辅以健脾补气之药。东垣五积方皆有人参，意可知已。若一味克伐，真气泻伤，故疾不去，新疾接至矣。"本方意在祛邪同时，并以补药反佐。取此十七味理气活血、化瘀止痛、敛阴补气，共治其兼症，故为佐药。

甘草调和诸药为使。

全方共奏理气和血、化瘀止痛之功。气血和，经自调，邪去正复。气血调和，百病不生。本方遵其旨而凸显"调""和"二字。

【按语】妇人以血为本，气血调和，身体健康，自然月经正常。若月经错前或错后，经量过多或过少，经色乌如豆汁或淡如黄土，经前乳胀、腰酸、腹痛、心烦易怒者，皆为月经不调。由此而身体常有诸多不适，甚或百病缠身。正常月经，周期准，"月事以时下"，不痛不胀，气顺血和，量不多少，经期三五天，情绪不急不烦，愉悦如常，自然身心康健，孕育无妨。月经不调总因气郁血滞，情志不畅为多见。《女科经纶》说："凡妇人病经多是气血郁结，故以开郁行气为主，郁开气行，而月候自调，诸病自瘥矣。"故调经首重调气养血。《温病条辨·治血论》曰："善治血者，不治有形之血，而治无形之气。"故调经必先理气。

但调经不止于理气，还与"治本病""滋肝肾""调脾胃""抓机遇"等有密切关系。

（1）治本病：先病为本，后病为标。因病而月经不调者，病为本，经为标，病愈则月经自调。

（2）滋肝肾：因肝藏血，女子以血为本。肾藏精，是生育之根。肝肾对促"天癸"成熟、"冲任"通盛，具有重要作用。《素问·上古天真论》云："女子七岁肾气盛……天癸至，任脉通，太冲脉盛，月事以时下，故有子。"又肝为冲任之本，"冲为血海，任主胞胎"。因此，肝肾不足，冲任损伤而引起的妇科病，多以滋养肝肾为主，养肝肾即益冲任之源，源盛流畅，则病自除。阴阳互根，相互转化，相互依存，因此，治疗应运用阴中求阳、阳中求阴之法。《景岳全书》云："善治阴者，必于阴中补阳，则生化无穷；善补阳者，必于阳中补阴，则源泉不竭。"赵养葵亦说："调经必行滋水，滋水更当养火。"主张补肝肾调经。皆取"孤阳不生，独阴不长，阳生阴长"之理。

（3）调脾胃：脾胃为后天之本，气血生化之源。胃为水谷之海，脾为运化之器。脾胃表里共合，有生血、统血、输布之功。妇女以血为本，谷气盛，元气充，营卫之气生，内养脏腑，外荣四肢百骸。又冲脉隶属阳明，若气血旺盛而调和，则经、孕、胎、产、乳正常。若脾胃虚弱，则妇科诸病生焉。因此，健脾和胃是治疗妇科病常用的重要法则。张景岳说："调经之要贵在补脾胃，以资（气）血之源，养肾气以安血之室。"

（4）抓机遇：即抓时机、重病机。如暴崩首当止血，因急则治其标，正是"保一分血，留一分命"之意。有形之血不能速生，无形之气所当急顾，独参、参附可救，旨在益气摄血、健脾统血。血止当澄其源，缓则治其本也。脾肾气血为本，必须兼顾。如痛经之治：剧痛之时，调气活血，以通为治；而预防性治疗当在经前1周左右用药，时机为要，"未病先防"也。若气弱血虚、肝肾不足之虚性痛经，则应在平时益气养血，调补肝肾，以补而通之法。经后及时补气养血更为有利时机，事半功倍。体虚无邪之痛经，补养气血即血畅痛止。经闭者，以虚证为多，因脏腑失调，肝肾不足所致。如是实证，也是虚中夹实，纯虚血瘀者少。治法上，虚证当益气养血，则经调痛止；虚实夹杂，则以理气活血、调补肝肾之法，佐以通经之品。经后调补至关重要，要抓住这一时机。思虑伤及心脾者，心主血脉，心伤血虚，神不守舍，虚烦不得眠；脾伤运化失司，化源不足。此类血虚经闭者，宜益气活血、安神宁志、健脾和胃之法，开源则流畅，月经自来。总之，"谨守病机，各司其属"，正确辨证，权变灵活，施治依法，病莫不愈。

【案例】王某，30岁，女，郑州市人，药房营业员，2008年9月12日初诊。

主诉：平素身困乏力，腹胀满，纳差，时有胃脘隐痛不舒，大便头干后溏，气色萎黄，白带多。痛经10余年，月经周期正常，每次经前2~3天乳房胀痛，行经时第1~2天时腹痛难忍，伴有恶心、呕吐，小腹下坠，腰酸困，月经量多，色暗，有血块，7天净，末次月经9月8日。脉细无力，舌质淡、苔腻，舌体胖大、边有齿痕，舌脉瘀阻。

辨证：脾虚湿阻、气虚血瘀之痛经、崩漏。

治法：健脾化湿，养血化瘀。先以健脾化湿为主，继以健脾益气为法。把握调经三法，各有主方：经前调气，气顺血和；经期调血，以行统摄、引血归经；经后调补，益气养血。

处方：柴胡10g，枳壳15g，白术30g，茯苓30g，白扁豆20g，半夏15g，陈皮15g，葛根20g，炙甘草10g，藿香20g，佩兰30g，黄芪30g，当归15g，生姜3片、大枣3枚为引。6剂。

二诊：9月19日。服上方后，腹胀减轻，大便正常，脉细，舌质淡、苔薄白腻，舌体胖大，边有齿痕。方证相符，症有所减，上方加紫苏梗20g、厚朴15g以理气畅中。7剂。

三诊：9月26日。服上方后，饮食明显好转，饭量增加，无脘腹胀满，白带减少，脉细，舌淡、边有齿痕，苔白腻。患者月经将至，鉴于其有痛经症，顺势而为，予经前调气，以自拟理气活血丹化裁。

处方：柴胡15g，枳壳15g，香附20g，牡丹皮15g，鸡血藤30g，乌药10g，甘草5g。7剂。

鉴于崩漏，故备经期调血方，以行统摄，引血归经。

备用方：黄芪30g，党参20g，白术30g，茯苓20g，黑荆芥30g，五味子10g，麦门冬15g，仙鹤草30g，茜草20g，炙甘草10g。3剂。

四诊：10月15日。月经于10月8日来潮，经前乳房胀痛轻，仅2天，经期小腹疼痛、下坠、腰酸困等症状明显减轻，仍有恶心、呕吐，次日量多。连服备用方2剂，量明显减少，经后身困乏力，脉细，舌质淡，舌体胖大、边有齿痕。经健脾化湿、经前调气，湿邪减轻，痛经、崩漏症减。经后以调补、健脾养血为法。

处方：黄芪30g，当归15g，白芍20g，熟地黄15g，山茱萸15g，蒸何首乌20g，白术30g，茯苓30g，白扁豆20g，薏苡仁30g，炙甘草10g，焦三仙各15g。10剂。

按以上三法，分段、有序辨治3个月余，诸症明显好转，气色由萎黄变为红润，月经正常，痛经、崩漏痊愈。嘱其饮食规律，配合食疗食养，以山药粥、薏苡仁粥、参芪粥养胃气。2009年9月25日来告知，已怀孕月余。

按：女子以血为本，脾胃乃气血之源，故法当补气健脾、养血调经。本案属脾虚湿阻、气虚血瘀之痛经、崩漏、带证，与脾胃关系密切。故以调理脾胃为主线，贯穿调经三法于始终，根据病情虚实分段有序论治而获良效。首先化湿祛其邪、益气健脾扶其正。经前调气，予以理气和血丹，气顺血和，诸痛失然；经期调血，予引血归经方，以行统摄之权，"开源节流"也；经后调补，气血双补，终获良效。

八、胃康胶囊

（国家中医药管理局重点课题，科技成果二等奖，院内制剂）

甘松120g	三七90g	生蒲黄54g	制乳香54g
制没药54g	海螵蛸66g	生黄芪300g	炒白术900g
吴萸连120g	浙贝母66g	玄明粉78g	紫河车90g

【制法】吴萸连（吴茱萸、黄连二味共浸泡至水尽药透，文火炒至八成干，热焖，晾干）、甘松、白术四味提取挥发油，密封另存；药渣及黄芪加水煎煮2次，滤液沉淀浓缩（1:1.2，热测）；余药打细粉与药浸膏混匀，一步制粒，将挥发油加乙醇助溶，喷入颗粒，密闭闷透，上机装胶囊（0.5g）。分装瓶（60丸）。贮于干燥阴凉处。

【用法】一次4丸，一日3次，饭后1~2小时温开水送服。

【功能】理气消瘀，温中止痛，补脾益肾。

【主治】气滞血瘀型胃脘痛证。症见：胃脘疼痛，饱胀，嗳气，纳呆，食少，吞酸，嘈杂，乏力，或有大便潜血，舌质暗紫有瘀斑，舌脉瘀血迂曲，或有裂纹，舌体胖大，边有齿痕，舌苔白或腻，脉象弦或细涩等。用于慢性浅表性胃炎、糜烂性胃炎、萎缩性胃炎、胃及十二指肠溃疡见上述证候者。

【方解】胃脘痛证（包括慢性胃炎、萎缩性胃炎、胃及十二指肠溃疡等，皆属中医"胃脘痛"范畴）以疼痛为主要症状，是以上腹胃脘部近心窝处经常发生疼痛为主症。多由寒邪、饮食所伤、肝气犯胃及脾胃虚弱所引起。一旦病成之后，又多寒热虚实夹杂，以实为主。脾与胃相表里，故言胃亦言脾。本方即基于这一病理机制而设，以祛邪治标为先，扶正固本为后，而达到标本兼顾、邪去正安、固本防复之目的。

由于本病的主要症状是疼痛，引起疼痛的主要病因与病机又往往是气滞血瘀所致，即所谓"痛不通，气血壅"。甘松性味辛甘、温，归脾、胃经，温而不燥，甘而不滞，香能醒脾健胃。《本草纲目》谓其"芳香能开郁，少加脾药中，甚醒脾气"，《本草图经》谓其"主下气，治心腹痛"。本方用之，重在行气止痛。三七性味甘微苦、温，归肝经，功擅化瘀止血，消肿定痛，临床将其分为化瘀、止血、定痛、消肿四大功用，不论内服外用，均极见功。张锡纯认为，"一味三七，可代《金匮》下瘀血汤，而较下瘀血汤尤为稳妥也"。黄宫绣亦赞其止痛之功曰："世人仅知功能止血住痛，殊不知痛因血瘀则痛作，血因敷散则血止，三七气味苦温，能入血分化其瘀，故瘀消则痛住血止。"诸医家对其化瘀之功均极推崇。本方用之，在于消瘀止痛止血。胃脘痛症无论其主因如何，但其疼痛均为气滞血瘀而致。欲止其痛，必先理气消瘀，故以甘松、三七为君。

蒲黄性味甘、平，生用行血，炒用止血。本方取其生用，正是用其宣瘀通滞之功；乳香、没药功效相侔，皆能活血祛瘀止痛。正如李时珍所说："乳香活血，没药散血，皆能止痛消肿、生肌，故二药每每相兼而用。"本方用之，一取其活血止痛，二取其消肿生肌。吴茱萸性味辛苦、热，功专散寒止痛，开郁下气，能祛中土之寒，凡属阴浊不降、厥气上逆之呕吐、吞酸、腹痛症皆可用之。用于本方，意在降中土之滞阴，化阴凝为阳和也。以上生蒲黄、制乳香、制没药、吴茱萸，能助君药理气消瘀之功效，故以为臣。

脾与胃相表里，乃水谷之海，气血之化源，元气之府。胃病多及于脾，况胃脘痛病程多长，导致脾气不足，中气虚馁，常呈神疲体倦之象，用生黄芪以补中益气，并生肌长肉，促使溃疡愈合；炒白术甘苦、温，归脾、胃经，健脾益气，大补脾气，专治脾虚，被誉为补气健脾第一要药。生黄芪与炒白术相须配对，增强益气健脾之功。紫河车味甘、咸，性温，为血肉有情之品，长于补精、生血、益气，融阴精阳气于一体，为补精血、益阳气之上品，与芪术配伍，脾肾双补，阳生阴长，补气生血，固其本也。吞酸、嘈杂，寒热虚实错综，海螵蛸咸涩而微温，功专收敛；浙贝母苦寒，清热散结。二药配对为乌贝散，是专治胃痛吞酸之常用名方。痛久必瘀，郁久化热，黄连苦寒可以清之，又与吴茱萸反佐配对，名曰左金丸，对肝郁化热犯胃之吞酸、嘈杂，借其"泻子"之法以平肝木，使土木和顺。故芪、术、紫河车和乌贝、左金为佐药。

胃主受纳，脾主运化，大肠为传导，腑气以通为顺，以通为用。玄明粉咸苦、寒，既能荡涤胃肠积滞，使腑气通畅，又咸能软坚、渗透，有利充血水肿消除和诸药发挥作用，以及脾胃消化功能的恢复，故以为使。

综观本方，攻补兼施，寒热并用，合寒热虚实夹杂之病机，故能达到理气消瘀、温中止痛、补脾益肾，祛邪扶正，标本兼顾之治疗目的。

【按语】我的大学毕业论文是《溃疡病证治》，被评为当年优秀论文，文中对胃脘痛的病因病机与辨证施治做了较为详细的探讨，其中血瘀胃痛的处方（溃疡散）剖析得更为详细。随着日后临床实践和科研的进一步深化，不断改进完善，才有了现在的成果。但其中过程亦颇曲折坎坷。

1968年在河南中医学院一附院内科病房工作时，我以《溃疡散治疗溃疡病的临床观察》为题立题研究，基本是采用本方原方，因"文化大革命"未能完成。1979年调至河南省中医药研究院，1982年成立病房，又以《溃疡散治疗胃脘痛的研究》立题，调整了处方，去掉几味药，更显精练。1983年我去北京进修，课题因而取消。从北京回郑后于1988年以《主方+小方辨证施治胃脘痛》立题，采用主方（溃疡散）和若干小方制剂，利于辨证加减。因1989年我被派到革命老区扶贫开发，课题又被搁置。我在中豫老区医药研究所任所长期间，为改变老少、边穷地区缺医少药状况，除主编《乡村中医临证大全》作基层医生的工具书外，还兼做科学研究，并自行设计课题，调整处方，改进工艺和剂型，命名为"胃康宝胶囊"，临床应用3年，积累了大量病例，疗效极好。1993年回院后，院科研科侯勇谋科长与我合作，以《胃康宝胶囊治疗慢性胃炎的临床与实验研究》立题，处方经卫生部（现卫生健康委员会）新药评审委员、北京中医药大学王绵之教授修订，列为"1993年国家中医药管理局重点攻关课题"，1995年如期完成，由北京中医药大学李云谷教授、广州中医药大学劳绍贤教授及河南中医学院李振华教授等专家组成专家验收组，在郑州召开会议，通过科研成果鉴定，一致认为处方组成有特色，工艺先进，实验与临床疗效好，数据可靠，圆满完成计划合同，为国内同类研究领先水平，同意作为科研成果上报，并建议完善资料开发三类新药。该成果获国家中医药管理局科技二等奖。后与厂家合作，同年夏季胃康宝胶囊在长春市通过了三类新药省级初评，上报卫生部新药评审办公室，后因厂家改制搁浅。至今几十年来，胃康宝胶囊皆以院内制剂用于临床，得到医患双方欢迎。

【案例】冯某，男，54岁，2012年4月27日初诊。

主诉：胃痛20余年，加重2年。胃痛、饱胀、吞酸、嗳气，便溏，大便每日2次，每因饮食不当即腹泻，易上火，伴咽痛、咽痒即咳，脉细舌红、苔白腻，舌体胖、边有齿痕，舌脉瘀。2012年3月26日郑州大学第二附属医院胃镜示：萎缩性胃炎。

辨证：脾虚湿阻、气虚血瘀之胃脘痛（萎缩性胃炎）。

治法：补气健脾，活血化瘀。

处方：黄芪30g，生白术30g，柴胡10g，枳壳15g，当归12g，赤芍20g，牡丹皮20g，三棱5g，莪术6g，吴萸连10g，香附10g，高良姜10g。3剂。

胃康胶囊3瓶（0.5g×60丸），一次4丸，一日3次，饭后2小时温开水送服。

二诊：4月30日。胃不痛不胀，脉细、舌淡、舌脉瘀。病轻不改方，继服14剂。

三诊：5月16日。饮食正常，大便成形，一日1次，吃卤面后，胃不舒一天，余无不适。脉缓、舌淡、舌脉瘀轻。脾健胃和，正气来复，瘀减不彻，嫌汤剂不便，单服胃康胶囊半年而愈（2012年12月27日随访）。

按：胃脘痛症久拖缠绵，寒热虚实，复杂多变，当辨证论治，求治于本。本案发病20余年，久病气虚血瘀，循环障碍，是为关键，病损组织细胞无力修复，而久拖不愈。辨证求本，使气足血活，病损组织得以修复。

九、枳术消积丸

莱菔子180g	槟榔60g	枳壳60g	焦三仙各60g
炒鸡内金60g	牵牛子60g	大黄100g	连翘120g
蒲公英120g	牡丹皮60g	赤芍60g	三棱50g
莪术50g	生白术120g	甘草30g	

【制法】山楂、连翘、蒲公英煎煮两次取汁，备用。余药清洗、晾晒、烘干、打细粉（120目），以药汁泛丸，如梧桐子大，晾半干，低温60℃烘干，紫外线杀菌，干燥阴凉处密封保存。

【用法】重症一次9g，轻症6g，小儿酌减，一日2~3次，饭前温开水送服。积有久暂，症有轻重，故量病服药，中病则可，勿太过。

【功能】消积导滞，通腑排毒，清泻胃火，理气化瘀，健脾补气。

【主治】食积伤胃，纳运失司，积热化火，而致饱胀、胃痛、吐泻、嗳腐食臭、口臭、口疮、龈肿齿痛、大便干结或黑黏不爽、火毒疮疖、痤疮蜂起，以及脉弦细数、舌质红、苔黄厚腻等一派积热火毒之症。

【方解】胃肠属腑，泻而不藏。若内伤饮食，外感六淫，劳倦过度，皆伤脾胃。脾胃伤，则百病生：胃气伤，滞塞而不纳，气逆而不下，食滞而作痛，积热而口臭，火克食而消谷善饥，阴火盛而口疮生；脾气伤，失运而饱胀，积滞而吐泻，湿阻而痞满，气虚而汗淋，血瘀而循环障。治之大法，遵东垣"补脾胃，泻阴火"，泻其有余，补其不足，是为正治之法也。故首先消积导滞、通腑泻热，积去则热除。

　　莱菔子辛甘而平，入脾、胃、肺经，辛能行气，甘能益脾，既行脾胃气滞而消积导滞，又具推墙倒壁之力，推陈致新，故能治一切食积气滞，有推而泻下之功，而无三黄苦寒败胃之弊，为君药。积而气滞，痞塞胀满，枳壳苦辛酸、温，入脾、胃、大肠经，气香味厚，苦能泄，辛能行，走而不守，行气之力较猛，能破气消胀，消积导滞；槟榔辛苦、温，入胃、大肠经，辛散行气，以除胀满，苦温降泄，以通腑气。枳壳与槟榔相须配对，共助君药消积导滞、除胀之力倍增，为臣药。饮食伤胃，取焦三仙、炒鸡内金以消食化积而助运；积滞化热，佐苦寒降泻之品导热下行，牵牛子苦寒清降，入大肠走谷道，治宿食不化、腹胀便秘；大黄苦寒沉降，擅荡涤积热，通腑泻下，祛其邪，泻其热，保其津；余热未尽，佐以连翘、蒲公英等甘寒苦、药食兼用之品，清热健胃，补虚益阴，甚为合宜；食积气滞而血瘀必成，三棱、莪术相须为用，辛苦、温，入肝、脾经，行气破血，消积削坚，治食积腹痛、胸腹满闷；血热而瘀，牡丹皮、赤芍凉血散瘀。病机从积→虚→热→瘀，积热瘀之邪虽去，脾虚当补，故重用生白术，健脾补气，既助运祛邪，又固本防复。此十三味药，相互协作，祛邪扶正，共为佐药。甘草调和诸药，为使药。全方共奏消积导滞、通腑排毒、清泻胃火、理气化瘀、健脾补气之功。

　　【按语】胃为燥土之腑，恶燥喜润，得阴始安降；脾为湿土之脏，恶湿喜燥，得阳始升。胃主纳谷，纳而磨之，顺流而降，则无饱胀、嗳气、积滞发生；脾主运化，运动则化，阳气使然，则无痞满、肿胀、痰湿之患。倘若饮食劳倦所伤，纳运失司，积滞于中，化热生火，伤津耗气，百病丛生。故消积、导滞、清热、保津、益阴、健脾、养胃是为正治之法。历代医家多有明训。汉代张仲景，以三承气急下存阴，白虎汤清热保津，白虎加人参汤清热益气；清代叶天士尤重胃阴，著名的沙参麦门冬汤、益胃汤皆成范例，可资借鉴。

　　现代医学也认为，各种消化液的分泌，除腺体因素外，与水分是否充足关系至为密切。各种汤粥羹糊类之饮，能养胃益阴。本方既消积导滞祛其邪，又清热保津益胃阴，促进消化液分泌而助消化，实为祛邪扶正之剂。若为暴饮暴食、食积伤胃、发热腹痛、吐泻并作之急性胃肠炎，足量顿服，假体壮邪实、力大功专，推而下之，积去热退，邪去正复，速战速决，安然无恙；或积久滞深，化热生火，耗气伤津，脾胃失和，导致厌食、疳积、便秘、饱胀、嗳气、消瘦、乏力、自汗、盗汗，或秘泻交替之慢性消耗性病症，宜微药轻投，小量常服，寓消于补之中，不图速效，只求缓功，调理而已。故为家庭常备良药，随时而用：①未病先防，以养生保健治未病。遵"胃肠属腑，泻而勿藏，以通为用，以泻为补"之旨和汉代养生学家王充"欲得长生，肠中常清；欲得不死，肠中无滓"养生之道，每隔一段时间服2～3次，以洁腑清肠，排毒养颜，防病于未然。②初病早治。偶有饮食伤胃，饱胀胃痛，遂服2～3次，消而导之即愈，已病早治，防变之谓也。③久积化火，重拳出击。积热火毒而见口臭、便秘、痤疮蜂起、疖肿不断、咽喉肿痛、口舌生疮者，正盛邪实，重剂顿服，通腑排毒、泻热保津，积去热除，诸症释然。④久病脾虚，消化不良，或久积难消，小其量以健脾助消化，待胃气来复，则食消药布，固本能防复矣。⑤"胃不和则卧不安"，无论是宿积饱胀还是临时暴食，凡郁热上扰，神不守舍，卧不安席者，服之食消而眠。此药之用，未病先防，已病防变，重症重拳，慢病微调，胃和而眠安也。实养生之道，治未病之举。故而常备，可防患于未然。

【案例】郭某，女，河南农业大学硕士生，2012年3月15日初诊。

主诉：下肢浮肿2年多。患肾炎后未正规治疗，以致拖成肾病综合征，特来求中医治疗。眼胞肿、下肢浮肿，腿沉重，嗜食肥甘厚腻，且吃得快、多，口臭，胃痛，易感冒、饱胀，嗳气，大便溏、黑黏不爽、一日2～3次，小便少，身困乏力、汗多，动则益甚，痛经。脉沉缓无力，舌质淡红、苔白厚腻，舌体胖大、边有齿痕，舌脉瘀。尿蛋白（+++）。

辨证：脾肾气虚、积热血瘀之肾病综合征。

治法：先消积导滞、清热化湿祛其邪，继健脾补肾固其本。

处方：自拟枳术消积丸化裁。枳壳15g，白术30g，牵牛子15g，炒莱菔子20g，薏苡仁30g，茯苓30g，厚朴15g，连翘20g，蒲公英30g，白头翁30g，槟榔15g，车前草30g。6剂。

并嘱细嚼慢咽、少食，吃易消化食物，忌肥甘厚腻之品。

二诊：3月22日。大便一日3次，连续3天量甚多，先黑黏，后转黄，口臭、胃痛、饱胀、嗳气、饥饿感、浮肿、身困乏均减轻。脉沉缓，舌质淡红、苔薄白腻。积热减，湿邪去，脾肾气虚显现，上方去白头翁、槟榔、牵牛子、连翘，加黄芪40g、炙甘草10g、山药30g、淫羊藿30g、巴戟天20g、金樱子15g、山茱萸20g，以温补肾气。21剂。

三诊：4月15日。尿蛋白（++），浮肿全消，饮食正常，饥饿感锐减，饭量减少，身困轻，便溏，一日2次，月经将至。脉沉缓，舌质淡红、苔薄白、舌体胖大、边有齿痕，舌脉瘀。药证相符，病已好转，上方加茺蔚子30g、制香附20g，以理气活血。21剂。

四诊：5月6日。月经4月17日来潮，未腹痛，色正，量中等，尿蛋白（+）。继服14剂。

五诊：7月2日。精神好，困乏消，胃脘舒，饮食常，仍便溏。尿蛋白（－）。脉缓而有力，舌质淡红、苔薄白，舌体胖大、边有齿痕。邪去正未全复，宜温补脾肾，固本防复。

处方：黄芪40g，白术30g，茯苓20g，枳壳15g，厚朴15g，山药30g，薏苡仁30g，淫羊藿30g，巴戟天20g，金樱子15g，山茱萸20g，炙甘草10g。21剂。

六诊：8月10日。近期一切尚好，无明显不适，因处于毕业期繁忙，顾不上吃药，给予健脾丸、金匮肾气丸巩固之。

按：肾病失治、久拖、调护失宜，以致正虚邪实，而成肾病综合征。本案属胃强脾弱，能食不能消，胃火炽盛，则消谷善饥；脾虚失运，则积郁化热。故首先消积导滞清胃火，积消热除胃火清，邪去正安，急则治其标；再温补脾肾，固其本，正复邪自去。患者兼病痛经，顺势而为，经前调气，气顺血和，而痛消经调。终以成药善其后，简捷方便促康复。

十、唇膏

紫草60g　　当归30g　　白芷30g　　蒲公英60g

牡丹皮30g　珍珠粉15g　麝香1g　　冰片10g

血竭15g　　青黛2g　　黄蜡115g　红花油150g

麻油200g

【制法】将紫草浸于红花油中3～5天至透，滤过紫草渣，紫草红花油另置；当归、白芷、蒲公英、青黛、牡丹皮浸于麻油中3～5天，合紫草渣文火煎至枯，去渣，取清油入黄蜡熔化，冷却至50℃时加入紫草红花油、冰片、血竭、麝香、珍珠粉，搅拌令熔化均匀。用热水将唇膏浴化，分装于5g小盒中，低温保存。

【用法】涂抹患处，一日2～3次。

【功能】清热凉血，祛瘀消肿，润燥止痒，敛疮生肌。

【主治】血热化燥，风邪外袭所致唇炎、口角炎，以及水火烫伤等。

【方解】唇炎称"唇风"，是秋、冬、春三季的常见病，多发于小儿，青少年也不少见，成人亦有。其主症是口唇干、痒，热辣疼痛，喜用舌舔，越舔越干裂起皮，唇周呈紫暗红色的一圈血痂。唇炎虽是小病，但令患者痛苦而又失美观。其发病多因冬季气候干燥寒冷，外寒内热，气阴两伤，皮肤口唇干燥，春暖又多风，更伤津干燥。小儿发病，与其生长发育快速、代谢旺盛、水分营养补充不足有很大关系，又与偏食、挑食、厌食造成营养及维生素C与维生素B$_2$缺乏有关，如此更加重口唇发干而皲裂。常用舌头舔口唇，越舔越干，因唾液含黏蛋白，舔口唇虽能暂觉湿润而舒适，但遇风吹唇上之唾液很快蒸发，则口唇更加干燥皲裂。同时还能引发细菌感染，加重病情。其病机主要是热毒内盛，灼伤真阴，阴虚血燥，肌肤失润而干燥皲裂。或积热火毒、燥热内生，气阴两伤，风邪外袭，感染所致。燥热生风，而口唇干痒起皮。故治疗除内服消积导滞、清热生津、养阴润燥药外，外以润燥生肌，祛风止痒膏剂十分必要。

紫草，甘咸、性寒，色紫质滑，入心、肝二经，专入血分而凉血解毒，甘寒相合而益阴润燥，《本草求真》谓："俾血得寒而凉，得咸而降，得滑而润，得紫入血。"现代药性研究证实，紫草有抗皮肤真菌作用。取本品凉血益阴而润燥之功，故为君药。血热而瘀，瘀热化燥更伤阴血，当归味辛甘、性温，入心、肝、脾三经，补血和血，适于营血虚弱证；油炒润燥，甘温相合，益阴养血、调和营血，助君药和血益阴润燥之力倍增，故为臣药。血竭味甘咸、性平，功专行瘀、止痛、止血，为伤科要药，敛疮生肌，擅治疮疡不敛；青黛清热解毒，凉血消斑；冰片辛苦、微寒，入心、肺、脾经，消肿止痛；黄蜡味甘淡，微温而润，止痛敛疮生肌，为外科圣药。本方取血竭、青黛、冰片、黄蜡四药清热凉血、祛瘀止痛、敛疮生肌之功，故为之佐。红花油辛甘温而气香，辛香行散，甘温和畅，入心、肝经，走血分，故能行血散瘀；麻油甘寒滑润，擅治血热肿痛、恶疮癣疥。本方取二油行血散瘀、甘寒滑润之性，收其全功，故为使药。如此组方制剂，热清瘀祛，燥润疮敛，肿消肌生，风除痒止，则口唇康复如初。

【按语】我跟师学习期间，在恩师张海岑指导下，学会了不少小方、验方制剂技能，如紫归油、底阁黑药、乌龟丸、溃疡散、吴萸连等。紫归油原出自《幼科金针》，治火烫发疱腐烂。以紫草一钱，当归五钱，麻油四两，紫草与当归入油浸炸枯，滤去渣，加入黄蜡五钱，熔化，冷却，涂之。《疡医大全》有紫草膏，以紫草、当归、麻油、白蜡，另加白芷、甘草、轻粉，治小儿胎毒，疥癣，两眉生疮，或延及遍身瘙痒，成脓水淋漓，经年不愈。恩师说，血热火毒、化燥生风、头皮起白痂、奇痒难忍、皮厚癞秃、白秃疮之类，用原方加大枫子5g制剂，有奇功。

在临证中常见到青少年患唇炎，我试用紫归油有效，深究其病因病机，反复改进，才有现在的配方制剂，我将其治疗范围扩大，凡血热有瘀、毒邪内盛、外发肿痛、溃疡、干裂燥痛、癫癣奇痒、水火烫伤、压疮、湿疹、痔疮肿痛者，用之均有较好疗效。紫草高温下会失效，故制作时不油炸，只浸泡。

【案例】任某，男，23岁，唇炎，2010年5月14日初诊。

主诉：口唇红肿、痛痒、干裂、起皮2年余，屡治不愈。在酒店做管理工作，饮食不节，劳累过度，易上火，便秘，大便3天一次，身困乏力，脉细数，舌质红、尖边赤、少苔，舌体胖大、边有齿痕。

辨证：气阴双亏、燥热生风之唇风（唇炎）。

治法：益气养阴，养血润燥。

处方：生黄芪30g，党参20g，生白术30g，茯苓15g，当归15g，北沙参30g，生何首乌30g，赤芍20g，白芍20g，牡丹皮20g，大青叶30g，紫草15g，焦三仙各15g，炒莱菔子15g。7剂。

外涂自制唇膏，一日3～4次。

二诊：5月22日。大便通畅、不干，一日1次，口唇干裂愈合，不出血，痛痒止。脉沉细，舌质红、苔薄白，舌体胖大、边有齿痕。药证相符，症有所减，继服7剂。

三诊：5月29日。大便正常，口唇无红肿、光润且不裂、不痛、不痒。脉沉缓、无力，舌质淡红、苔薄白，舌体胖大、齿痕稍轻。嘱劳逸结合，饮食有节，生活规律，无须服药，食养即可。

按：饮食不节，劳倦过度，皆伤脾胃。脾胃化源不足，气阴双虚，燥热生风，循经上犯口唇，即成唇风之症。治必益气养阴、凉血润燥，内外合治，标本兼顾，方能药到病除。

十一、嗣育丹

黄芪125g	白术125g	紫河车100g	鹿胎盘100g
熟地黄125g	枸杞子100g	山茱萸80g	巴戟天80g
仙茅80g	杜仲80g	桑螵蛸80g	肉苁蓉100g
韭菜子80g	当归100g	淫羊藿100g	蛇床子60g
制附子30g	肉桂30g		

【制法】制浓缩丸。黄芪、熟地黄、杜仲、枸杞子、山茱萸、蛇床

子、淫羊藿水煎，提取浓缩至900mL；余药清洗甩干、烘干、打细粉（120目），以药液泛丸如梧桐子大，低温烘干，阴凉通风处密封贮存。

【用法】一次6g，一日2次，温开水送服。

【主治】脾肾虚寒、精血不足之无精不育症或精子异常不育症。

【功能】补气健脾，充气血化源；滋肾壮阳，促精血化生。

【方解】无精症多由先天不足、后天失养，脾肾俱虚所致。五脏六腑四肢百骸，皆禀气于胃。胃主受纳，脾主运化，脾健胃和，纳运正常，则化源足，而气血旺，后天之本固，而先天之根生。肾为先天之根，生命之本，主藏精。脾肾俱虚，根本不固，性命何生？故补气健脾，以充气血化源，而固后天之本，增强体质；滋肾壮阳，以促元阳元阴化生，而益生命之根。

黄芪、白术补气健脾，开化源、固后天以养先天，为之君。紫河车、鹿胎盘、熟地黄、枸杞子、山茱萸、巴戟天、仙茅滋肾阴壮肾阳，补火生土，土生金，肺脾肾俱得补也。阳生阴长，可助君药补气生血，血生精，精化神，人之"三宝"精气神足矣，故为之臣。杜仲、桑螵蛸、肉苁蓉、韭菜子、当归、淫羊藿、蛇床子、制附子、肉桂补火生土，以助脾肾，而固先后天之根本，为之佐。诸药多入脾肾，无须引经之使药。全方共奏补气健脾、滋肾壮阳、益气养血、生精化神之功。

【按语】调和气血，以血肉有情之品大补精血，气生血，血生精，精化神，阳生阴长也。

【案例】邢某，男，22岁，中牟县农民，1968年3月28日初诊。

主诉：婚后2年未曾生育，经某医院检查示无精子，余无异常，甚为苦恼，慕名来郑州求医。脉细无力，两尺尤弱，舌质淡、苔薄白、舌体胖大、边有齿痕。

处方：嗣育丹化裁。黄芪30g，白术30g，当归30g，白芍30g，山药30g，茯苓30g，生地黄30g，熟地黄30g，枸杞子30g，山茱萸30g，菟丝子60g，海狗肾2条，羊肾2对，紫河车60g，鹿胎盘30g，鹿角霜15g。2剂，共为细粉，炼蜜为丸，每丸重10克，一次1丸，一日3次。

二诊：6月13日。服上药2个多月，今日化验精液，外观呈灰白色黏液，量约5mL，精子计数约100×10^9 /L，活动率0.9，畸形者0.1。舌淡红、苔薄白、脉缓有力。药证相符，疗效甚佳。照上方再配1料，以资巩固。1970年春节，患者特来郑州报喜致谢，云新添一男孩。

按：《素问·上古天真论》云："丈夫……二八，肾气盛，天癸至，精气溢泻，阴阳和，故能有子。"肾为先天之根，脾为后天之本，生命之根本，全在脾肾。脾乃元气之腑、气血之化源；肾寓元阴元阳，阳生阴长，肾气充，精血旺，阴阳合，故能有子。本案脾肾俱亏，故予补脾肾，调气血。以血肉有情之品气血双补，阳生阴长，精血自旺，固其根本，生殖繁衍故有望。

十二、胃缓丸（强胃丸）

黄芪100g　白术120g　党参80g　升麻50g　柴胡50g

枳壳60g　制马钱子15g（丸药所含制马前子每日剂量不超过0.3～0.6g）

当归100g　羌活40g　甘草30g

【制法】清洗甩干，烘干打细粉，水泛为丸，如梧桐子大，低温烘干。

【用法】一次10g，一日2次，温开水送服。

【功能】补气健脾，升阳益胃。

【主治】胃缓（现代医学称胃下垂）。

【方解】此方系升阳益胃汤加制马钱子，在补中益气基础上增强胃肌张力，故能强胃。

【按语】我在整理叔父资料时，发现此方，据说是先祖克念所传。胃下垂系中气不举所致，补中益气汤、升阳益胃汤，皆对症之方，加制马钱子，不为常见，故录之。考制马钱子，苦寒有大毒，能活络散结，搜风定痛。治面瘫、小儿麻痹有效者，可能取其能增强肌张力之故。我曾用其治胃下垂有效，但剂量一定不可大，如入丸，不可久服，当心中毒。

【案例】蔡某，男，36岁，农民，1985年3月20日初诊。

主诉：自幼体弱多病，纳差食少，消瘦，饱胀、便溏、困乏。脉细，舌淡、舌体胖、边有齿痕，舌脉瘀。1985年3月15日钡餐透视示：胃下垂脐下8cm。

辨证：脾虚胃弱、中气下陷之胃下垂。

治法：补气健脾，升阳举陷。

处方：强胃丸。黄芪100g，白术120g，党参80g，升麻50g，柴胡50g，枳壳60g，制马钱子15g，清洗甩干，烘干打细粉，水泛为丸，如梧桐子大，低温烘干。一次10g，一日2次，温开水送服。

二诊：5月5日。饮食有味，食欲好，食量增加，较前有劲，能干农活，大便成形，一日1次，脉沉缓，舌淡、苔白、舌体胖，齿痕减少。胃气来复，继服上方，再配一料。

三诊：7月15日。饮食、二便正常，体重增加7.5kg，干活有劲。嘱注意食养，不再服药。

按：李东垣云："脾胃俱虚，不能食而瘦。"法当补气健脾、升阳益胃。强胃丸正合此证，故效果较好。但当注意药物炮制要点、制剂质量、服用剂量，确保安全。

十三、胃蒸丸

当归10g	川芎10g	三棱10g	莪术10g
川乌10g	草乌10g	干姜10g	高良姜10g
小茴香10g	大茴香15g	花椒10g	木香15g
巴豆仁100粒	荞麦面130g	柿子醋500mL	

【制法】取巴豆仁，以醋煮成棕黄色后晾干，去油取霜，同余药共研细末。用柿子醋和荞麦面，做薄饼，分包裹药末（用醋湿润成团）包成水饺形，再以麦秸火煨熟至黄焦。研极细末后，曲糊加醋、开水稀释，泛丸，如

梧桐子大（0.006 5g/丸），低温烘干，薄膜包衣。密封瓶装。

【用法】每服4～6丸，一日3次。食积伤胃，饱胀、疼痛者，一次6丸服之，即胀消痛止，吞酸、嘈杂皆已。如因过量而引起腹泻不适之症者，急饮冷开水或加醋即解，凉米汤更好。

【功能】消积开胃，下气宽肠，理气活瘀，温中止痛。独具炼胃肠滓秽、污浊之邪而止胃痛、泻利之功。

【主治】食积胃痛，吞酸嘈杂，饱胀嗳气，泻利腹痛，不思饮食之症，以及产后大虚，补之不当，食积伤胃之月家疾，见上述诸症者。

【方解】胃主纳谷，为水谷之海，脾主运化，乃气血生化之源，以养五脏六腑四肢百骸，故为后天之本。脾胃和谐，共同完成消化吸收、输布供应任务。若饮食自倍，暴饮暴食，饥饱劳困，均可损伤脾胃功能而导致积滞不化，中阳愈伤，久则沉寒痼冷，积瘀胃肠，中气不通，则胃痛、吞酸、饱胀、嗳气、不思饮食。胃肠属腑，以通为用，以消为补，当温通泻下，调和脾胃，令其纳运之功恢复。

巴豆仁辛热大毒，入胃与大肠经，辛可散结聚之邪，热可化寒凝痼积，顺其势，复以峻下祛其积，故为之君药。荞麦面，甘凉，入脾、胃、大肠经，甘能益脾，凉能益阴，而润胃肠，开胃宽肠，下气消积，擅治肠胃积滞、慢性泄泻、绞肠痧等症，既助君药下气消积、宽肠、祛五脏滓秽浊邪，又能益脾润胃，防君药之峻下伤阴，故为之臣药。食滞积久，寒热错杂，有形结聚之积瘀与无形痞满之气郁交织互结，寒以温则散，积与瘀以行气活血则消。川乌、草乌大辛大热，散寒而止痛；干姜、高良姜皆辛热，入脾、胃经，是温中回阳、散寒止痛、止呕之专药；大茴香、小茴香、花椒皆为辛温、芳香之品，入脾、胃经，辛温散寒而止痛，芳香和胃而畅中，脾胃最喜，本方取其温中理气止痛、芳香和胃之功；食积胃痛，久而气滞血瘀，三棱、莪术行气破瘀，消积止痛；当归、川芎辛、温且有异香，为血中之气药，补血行气，气行则血活，血活则瘀化，邪去痛自止矣。故本方取其诸对药配伍，以起到增效、拮抗毒性之妙，故为之佐药。醋既能活血散瘀解毒，又能下气消食开胃，以醋和药制剂，而解诸药之毒，故为之使药。全方共奏消积开胃、下气宽肠、理气活瘀、温中止痛之功。

【按语】本制剂系家叔赵桂梧先生所传秘方。家叔曾行医于豫西、陕北、晋南等地,名噪一方,尤以简便廉验之剂著称。家叔教余辨药、炮制、制丸、应用以及禁忌、解法等注意事项。五十年来,我用该方治疗积滞胃痛、吞酸嘈杂、饱胀嗳气、不思饮食、消瘦乏力及产后月家疾等症,确有良效。该方尤其适宜妇女产后大虚,补之不当,饮食不节,生冷杂投,寒热失宜,损伤脾胃,气虚血瘀所致的消化不良、泻利频作、积滞胃痛、饱胀嗳气、面黄肌瘦、骨蒸潮热、月经不调等症。

药名含义,余疏于请教家叔,因而成为不解之谜。胃为水谷之海,有"腐熟"之功。古人将小儿在体格、脏腑、智能发育过程的阶段"发热现象"称为"变蒸"。蒸者,成熟、进展、完善、腐熟、消化之谓也。可见"蒸"有腐熟、消化、吸收之意。本方药具温中散寒、理气活血、调气宽中之功,祛邪以扶正,令胃气恢复,重建消化吸收之功能,可能因此而名"胃蒸丸"。简而言之,治胃病之药也。

本方荞麦面加柿子醋合剂有特殊作用。荞麦治肠胃诸疾,开胃宽肠,消积磨滞,确为良品。我曾用荞麦面炒熟做粥,治久泻羸弱、湿热泻利、结肠炎等,效果明显。因而创制"三七荞麦粥"(荞麦面、三七粉、红糖、焦山楂)与"三七山药鸡子黄粥"食疗方,治疗久泻甚效。

【案例】王某,男,44岁,河南省旅游局干部,2012年4月22日初诊。

主诉:胃饱胀3天。听信张悟本之论,喝绿豆水月余,纳差食少,恰逢信阳客人带春茶来,泡浓茶未服,先去陪客吃饭,餐后喝凉茶,胃痛饱胀,嗳气不畅,矢气不通,欲吐不吐,欲便不能,3天未食,难受至极。脉沉弦,舌质淡、苔白厚腻,舌体胖大,舌脉瘀。

辨证:脾胃虚寒、积冷胃肠之痞胀。

治法:温中下气,消积导滞。

方药:自制胃蒸丸20丸。一次6丸(0.04g),一日2次。如因过量而腹泻甚者,急饮凉开水或加醋即解,凉米汤更好。

二诊:4月23日。恨病吃药,自主加量,上午10点服胃蒸丸7丸,至下午

1点嗳气、矢气频作，肠鸣泄泻。遵医嘱多饮凉开水，15分钟后又泻如注。连泻3次，气行胀消，胃肠舒服，饥渴欲食。因3天未食，急欲补之，即食烧饼一个，又吃面条一碗。

按：本案属脾失健运，寒伤中阳，寒凝气滞，积瘀不化之痞满证。胃蒸丸温中止痛、消积导滞、理气活血，药对病机，所以速效。

另附案例：路女士，过食肥甘厚腻，积热火毒，而痤疮蜂起、胸背疖肿、便秘腹胀、口臭齿痛。予枳术消积丸，力逊不及，改予胃蒸丸。患者服常量6～8丸，毫无动静，恨病吃药，自主加量，增至42丸才泻下黑黏恶臭大便甚多，1小时内连泻3次，自觉轻松舒适，之后服常量8丸亦能泻2次溏便。数服之后，积去热除，疖肿、痤疮渐消。可见积重难返，非重剂不能克之。患者自主加量，"歪打正着"也。

十四、全鳖丸

鳖1只（约2 500g）　急性子100g　醋香附100g　赤芍100g

白芍100g　　　当归100g

【制法】鳖置清水中3天，每日换水，以便排泻肠污，洁净脏腑。开水烫死，置暗火炉上焙干，并反复涂抹蜂蜜，炙烤焦黄。与余药共研细粉，炼蜜为丸，每丸10g。

【用法】一次1丸，一日2～3次。

【功能】养血柔肝，软坚散结，理气化瘀。

【主治】鼓胀。

【方解】肝藏血，血热气滞而瘀。肝硬化者，无论何因伤肝，皆能令气郁血滞。醋香附辛、微苦而微甘，辛能散肝气之郁，苦能降肝气之逆，甘能缓肝气之急，本方取其调和肝气、理气解郁之功，为之君。血热而瘀者，赤芍苦、微寒，凉血活瘀、消肿散结，助君药调肝气则血行通畅而无郁滞之患，故为之臣。肝者，藏血之器，体阴用阳，阴虚则阳亢。制全鳖咸、微寒，入肝、脾，育阴潜阳，破癥消积；白芍苦酸、微寒，柔肝止痛，当归养血活血，归芍合养血柔肝益阴；急性子微苦、温，消癥积。取此四者养血柔肝、育阴潜阳、破癥消积之功，为之佐。全方共奏养血柔肝、软坚散结、理气化瘀之功。

【按语】在整理家叔赵桂梧先生经验中，发现此方。鼓胀属慢性消耗性疾病，多为气阴不足，全鳖丸养血柔肝、育阴潜阳、软坚破癥、理气化瘀，扶正祛邪，故能治之。

【案例】张某，男，50岁，患肝硬化腹水3年，反复缠绵，消瘦乏力、纳差食少、腹胀浮肿，脉细弦，舌红少苔，舌胖大、边有齿痕，舌脉瘀。证属肝郁脾虚，气虚血瘀。久治不愈。我为他制药丸，以食疗、食养并服全鳖丸2年余，患者病情转好，70多岁去世。

十五、黑芝麻饮

黑芝麻30g	黑山楂15g	当归12g	川芎12g
三棱10g	莪术10g	吴茱连10g	炒白芍20g
甘草10g	红糖15g	生姜3片	大枣5枚

【用法】水煎服，一日1剂，分2～3次食前温服。

【功能】补虚化瘀，消积导滞。

【主治】产后气血大虚，补之不当，食肥甘厚味、油腻过多，或生冷硬物损伤胃肠，以致胃痛饱胀、泻利频作、腹痛下坠等。

【方解】产后大虚，补之不当，伤脾害胃，积滞于中，气滞血瘀，诸症丛生，概称"月家疾"。产后失血，气随血脱，故气虚、血瘀并存。治疗之法，一则补其虚，二则祛其瘀。故以家传秘方"黑芝麻饮"补其虚，祛其瘀。其中黑芝麻味甘性润，填精益髓，补血暖脾，《神农本草经》云："黑芝麻，主伤中虚羸，补五内，益气力。"本方取其补五脏，益气力、养血脉、扶正气之功，为之君。食滞伤中，气滞血瘀。虚中夹滞者，当补中磨积，山楂炒黑入血，甘酸、微温，本方取其消磨肉积、破气祛瘀之功，邪去正复，亦为补意，合君药消补兼施，为之臣。产后血虚当补，当归、川芎补血活血；气滞血瘀，三棱、莪术破气化瘀、消积导滞；积滞不化，多有肝胃郁热、吐吞酸之症，吴萸连，取左金之意，舒肝之郁、清胃之热；芍药甘草汤酸甘化阴、补中益气，以缓产后气血亏虚之疼痛。本方取此八味养血活血、消积导滞之功，为之佐。取红糖、生姜、大枣入血活血、调和营卫之功，为之使。全方共奏补虚化瘀、消积导滞之功。

【按语】本方系叔父赵桂梧先生亲传秘方，我临证应用，辨证加减，每获良效。产后气血大虚之由，首先由于失血，气随血脱，而元气大伤，导致气血亏虚，五脏六腑、四肢百骸，皆失其营养供给而易病。脾虚则运化无力，消化吸收功能下降，补之不当，积滞伤脾害胃，虚中夹实之证成矣；气血亏虚，营卫不固，风寒外袭，头颈、关节拘痛常发。

盖胃喜温润，胃喜则补，故当以富含营养、易于消化之肉蛋奶鱼、汤粥羹糊之类饮食为妥。仲景之当归生姜羊肉汤是产后温补圣品，辨证食用，大有裨益。

气血大虚，血不能速生，而气当立回，故补气是当务之急，可用人参、黄芪大补元气。脾为元气之府，白术、炙甘草健脾补中，可益元气之本。气虚阳脱，虚汗淋漓者，可急以参附汤回阳固脱，而虚汗自止。乳汁缺少者，在补气养血前提下，可加漏芦、通草、王不留行，以通乳腺。血虚受风，头项强痛者，可加防风、川芎、葛根、羌活少许，活血疏风而痛止。周身关节疼痛、畏寒怕风者，宜黄芪桂枝汤加减（笔者验方：黄芪、当归、桂枝、白芍、白术、薏苡仁、鸡血藤、桑枝、秦艽、羌活、甘草、生姜、大枣）益气养血、调营和卫、祛风通络，扶正以祛邪。

【案例】刘某，女，30岁，2010年3月26日初诊。

主诉：产后腹泻2个月余。产后3天食一只鸡后，即胃痛、腹泻，大便一日2～3次，便前腹痛，泻后痛缓。服思密达、乳酸菌素等无效。至今已泻2个月，面色萎黄，困乏无力，乳汁少，食肉即泻甚，脉细弱，舌质暗红、尖边瘀斑、苔薄白，舌体胖大、边有齿痕，舌脉瘀。

辨证：脾胃虚弱、积滞血瘀之产后泄泻。

治法：健脾消积，益气活瘀。

处方：自拟黑芝麻饮化裁。白术30g，黄芪30g，柴胡10g，枳壳15g，当归10g，黑芝麻20g，三棱10g，莪术10g，山楂30g，茯苓30g，甘草6g。4剂。

水煎两次，两汁合并，分3~4次小量频服，以利吸收，避免因胃虚不纳而吐泻。

二诊：3月30日。服药后无明显效果。继服7剂。并嘱喝荞麦面粥，一日2次，空腹喝，以下气宽肠、消积去秽、健脾止泻。

三诊：4月6日。腹泻大减，便溏，一日1次，便前无腹痛，余症如前。积消邪去，正未复，上方去柴胡，加香附20g、党参15g、吴萸连15g以补气活血。12剂。并配自制结肠舒浓缩丸1袋，一次6g，一日2次，以补气健脾、和血化瘀。

四诊：4月18日。大便成形，一日1次，食欲好，乳汁增多，面色稍红润，自感较前有力气，脉细稍有力，舌质暗红好转，仍有瘀斑。同3月26日方，加党参20g、当归15g、鸡血藤30g、赤芍15g、白芍15g，以补气健脾、养血和血，固本善后。14剂。

按：其一，芝麻含油、润肠，何以止泻？《神农本草经》载其有"补五内，益气力"之功。产后大虚，虚者补之，故用之以补五内，益气力。其二，方中三棱、莪术破血逐瘀，而产后气血大虚，用三棱、莪术是否合适？产后多虚，亦多瘀。气随血脱，实为气血俱虚，气虚无力帅血而行，则血瘀，血瘀反致气滞，故虚与瘀并存。黑芝麻饮就是针对此病机而设的验方。

虚与瘀并存，治当补气和血，如产妇食疗首选血肉有情之品及仲景"当归生姜羊肉汤"倍黄芪；血不能速生，气当立回，嘱产妇临盆备独参汤（西洋）以补气、助产、防脱，亦阳生阴长之意；又有因虚补之不当，暴饮暴食、肥甘厚腻、生冷杂投，伤及脾胃，积滞不化，导致胃痛、泄泻等胃肠疾病，以及虚受风寒，经络痹阻，而出现头痛、身痛、关节痛等症，皆因虚与瘀并存，以黑芝麻饮为基本方，辨证加减论治，多取良效。

十六、百痨丸

百合30g	百部30g	北沙参30g	天门冬30g
麦门冬30g	生地黄30g	熟地黄30g	山药30g
茯苓30g	桑叶30g	桑白皮30g	川贝母10g
阿胶30g	三七10g	牡丹皮20g	地骨皮15g
黑芝麻30g	玉竹30g	炙枇杷叶15g	

【制法】桑叶、桑白皮煎两次，合并浓缩，烊化阿胶，加蜜200g煮沸，约至500mL。余药清洗甩干、烘干、打细粉。以蜜水泛丸，如梧桐子大，低温烘干。

【用法】一次6g，一日3次，温开水送服。

【功能】滋阴清热，润肺止咳。

【主治】用于肺肾阴虚，干咳少痰，痰中带血，伴胸痛、潮热、盗汗、舌质红、脉细数。常用于虚痨咳嗽，肺结核见有上述证候者。

【方解】肺肾阴虚者，肺金不生肾也。百合、北沙参、天门冬、麦门冬皆甘寒之品，都具清热养阴、润肺止咳作用。但诸药功用同中有异：百合养心肺，治肺痨；北沙参甘寒相合，专清肺胃之热，而治口渴、咽干、咳嗽、烦热；麦门冬清心、除烦；天门冬性寒入肾，肺肾两虚者最宜，金水相生也。取此四味清热养阴、润肺止咳之功，为之君。肾主水而藏真阴，取生地黄、熟地黄、阿胶、黑芝麻滋阴养血之功，为之臣。山药、茯苓、玉竹培土生金；百部、川贝母、炙枇杷叶润肺止咳，清肺化痰；三七、牡丹皮、地骨皮凉血益阴，止血化瘀。取此九味培土生金、凉血止血之功，为之佐。全方共奏滋阴清热、润肺止咳之功。

【按语】此方系叔父赵桂梧先生验方，原为大蜜丸，今改为小水蜜丸，以方便服用，利于保存。临证所用，凡肺肾阴虚所致之燥热干咳、虚痨久咳，或耐药之肺结核，久治不愈者，加减变通，治之颇验。

【案例】堂兄法仁，49岁时患肺痨，咳嗽、低热，午后加重，时咯血，纳差、食少，日渐消瘦，脉细数，舌质红。叔父赵桂梧配以百痨丸（大蜜丸10g/丸），一日3次，一次1丸，米饮送服。堂兄连服2个月，热退、咳轻。连服三料，共半年，诸症尽消，继予食疗，食养年余康复。

十七、加味行军散

> 牛黄15g　麝香15g　珍珠15g　冰片15g
>
> 硼砂15g　雄黄24g　火硝0.9g　姜粉15g
>
> 牙皂5g　藿香油4g

【制法】前9味共研极细粉后，加藿香油再研。装瓷瓶密封。

【用法】每服0.3～0.6g，温开水调服。亦可搐鼻取嚏。

【功能】清热解毒，辟秽开窍，霍乱吐泻。

【主治】用于霍乱、中暑、暑月痧气吐泻之症，见腹痛、烦躁、头晕、目眩、昏迷，并治口疮、咽痛。搐鼻可避时疫之邪。

【方解】时疫秽浊犯人，邪扰清窍而昏迷。牛黄、麝香、珍珠、冰片清心开窍，醒脑宁神，为之君。邪干胃肠，则吐泻、腹痛，火硝、姜粉、藿香油消积和中，主腹痛、吐泻，为之臣。时疫内郁成毒，取硼砂、雄黄清热解毒，为之佐。全方共奏清热解毒、辟秽开窍、止吐泻之功。

【按语】本方实为清代王孟英《霍乱论》之行军散（牛黄、麝香、珍珠、冰片、硼砂、雄黄、硝石、飞金）加味，以辟秽解毒为功。吾族中赵兴邦先生军中行医之需，加藿香油芳香化浊，增治吐泻之力；增牙皂者，以助搐鼻取嚏之力，其效更捷。适于军队急救、防疫之需。

【案例】1951年赵法隆开诊所时，其父赵兴邦留下小瓷瓶装有此药，有吐泻急症患者求治，口服少许或搐鼻取嚏均有效。

十八、香附丸

香附（米醋、黄酒、童便等份，浸透，文火炒至七成，晾干）1 000g

凌霄花300g　　牡丹皮200g　　当归100g　　吴茱萸200g

鸡血藤400g　　益母草400g　　艾叶200g

【制法】鸡血藤、益母草、艾叶快速清洗后，浸泡1小时，煎煮40分钟，滤过，加开水煎50分钟，滤过，两煎合并，浓缩至1 800mL；香附、凌霄花、牡丹皮、当归、吴茱萸清洗甩干，烘干，打粉，以煎液泛丸，如梧桐子大。晾半干，低温烘干，紫外线杀菌，密封，阴凉通风处贮存。

【用法】一次50丸，一日2~3次，温开水送服。

【功能】理气活血，温通止痛。

【主治】痛经，月经不调，错前推后。

【方解】经脉之病，主因气血，痛经多为气滞血瘀之患。香附理血气，妇人之疾多用，味辛、微苦、微甘，性平，入肝经。本方取其理气解郁、调经止痛之功，为之君。血热则瘀，不通而痛，故取凌霄花、牡丹皮、当归、鸡血藤凉血散血、养血活血、通络止痛之功，为之臣。经寒则腹痛，吴茱萸、艾叶苦、辛温，具温营血、散经寒、温通止痛之功；益母草辛苦、微寒，入心包、肝经，祛瘀生新，活血调经。本方取三药温通止痛之功，为之佐。全方共奏理气活血、温通止痛之功。

【按语】本方原为吾族人赵克念调经良药，仅有方药。吾据赵桂梧资料选录厘定。临证应用，凡血热而瘀、气滞血瘀、宫寒不孕、月经不调，寒热错杂之症，变通而治，皆获良效。

【案例】李某，女，35岁，1998年12月6日初诊。

主诉：痛经3个月，正值经期，因生气、受凉后突然而止，腹痛不舒。此后每次月经来皆腹痛。脉细弦，舌淡红，有瘀斑，舌脉瘀。

辨证：寒疑气滞、气虚血瘀之痛经。

治法：理气活血，温通止痛。

　　方药：香附丸一料。于经前一周开始，一日2次，一次60丸，红糖水送下，至经来痛轻或不痛，即止。下次经前重复。直至痊愈停服。

　　二诊：1999年5月12日。连服2个月经周期，痛经痊愈。已怀孕50天，恶心呕吐，周身困乏，脉细，舌红。证属早孕聚胎，郁热内生，阴伤气逆所致，治宜清热养阴，理气和中。

　　处方：竹茹苏梗饮。姜竹茹30g，紫苏梗20g，陈皮10g，生白术20g，葡萄须15g，蒲公英15g。水煎，当茶饮，小量频服，以免呕吐。三诊：2000年2月6日。患者述当时服完药诸症即无。产后奶好，小孩时吐奶，大便稀，色绿黏，一日4~5次。辨属奶积化热。予车前草、蒲公英、马齿苋熬水喝，3天即愈。

十九、竹茹苏梗饮

> 姜竹茹30g　　紫苏梗20g　　陈皮10g　　生白术20g
>
> 葡萄须15g　　蒲公英15g

【用法】水煎，当茶饮，小量频服，以免呕吐。令胃气和则呕恶止。

【功能】清热养阴，理气和中。

【主治】早孕反应，恶心呕吐。

【方解】早孕聚胎，郁热内生，阴伤气逆，则恶心、呕吐、不食。而故有"产前不宜热"之说。治当清热益阴，和胃降逆。姜竹茹、蒲公英、葡萄须清热益阴，健胃止呕；紫苏梗、陈皮、生白术理气安胎，健脾和胃。全方共奏清热养阴、理气和中之功。

【按语】早孕反应之轻者，果蔬食疗为宜，或清胃火，益胃阴，理气和中安胎为法，忌燥热补品和辛辣食物。

【案例】见上条"香附丸"。

二十、十全十美汤（膏）

黄芪30g	当归15g	党参15g	炒白术20g
茯苓20g	枳壳15g	鸡血藤20g	炒白芍20g
熟地黄15g	蒸首乌20g	炙甘草10g	

【用法】水煎服，于本次月经净后，开始服10剂左右，以补气养血善其后；若系痛经，则于下次月经前改服经前方，以理气活血，未痛先防也。

【功能】补气养血。

【主治】经后调补，补气养血，正合"调经三法"之意。

【方解】经后气血大虚，应大补气血。黄芪甘温，大补元气，与当归相伍为补血汤，补气生血，阳生阴长，故以补血汤为君。脾胃者，水谷之海，气血之源，故以四君子汤补气健脾，以旺气血之源，为臣。以四物汤之意直补阴血，川芎易为蒸首乌、鸡血藤者，是免香燥耗气，取补血养血通络之功；九补必有一泻，枳壳行气和胃、除胀宽中，配炒白术为枳术丸，消补兼施，补无壅滞。取四物、枳术之意，补气血、消壅滞，为之佐。炙甘草，益气补中、调和诸药，为之使。全方共奏补气生血之功。

【按语】理气活血丹、引血归经方（黄芪30g，党参20g，白术30g，茯苓20g，黑荆芥30g，仙鹤草30g，茜草20g，益母草20g，炙甘草10g）、十全十美汤（膏），是"调经三法"的主方，分别用于经前、经期、经后。经前调气，气顺血和，诸症释然；经期调血，气和血畅，以行统摄之权，而引血归经；经后调补，补气养血，促进康复。

【案例】王某，女，30岁，1997年4月5日初诊。

主诉：月经过多，头晕、心悸、身困、乏力，脉细，舌淡、舌胖、边有齿痕。

辨证：肺脾气虚，失其统摄。

治法：补气健脾，行统摄之权。

处方：十全十美膏。黄芪30g，当归15g，党参15g，炒白术20g，茯苓20g，枳壳15g，鸡血藤20g，炒白芍20g，熟地黄15g，蒸首乌20g，阿胶珠30g，蜂蜜50g，炙甘草10g。6剂，熬膏，服20天。

二诊：6月10日。精神好，饮食、二便正常，头晕、心悸、身困、乏力等服药半个月消失。脉缓有力，舌质淡红，苔薄白。

按：孤阳不生，独阴不长，故取十全十美膏，气血双补，源于补气生血、阳生阴长之理。脾胃乃气血之化源，崩漏失血，补气健脾，以资化源，为正治之法。

二十一、痛风丸

土茯苓20g	萆薢20g	黄芪20g	白术20g
忍冬藤20g	山慈姑10g	防己15g	秦皮15g
百合20g	虎杖15g	滑石、薏苡仁粉、红糖适量	

【制法】白术、百合、山慈姑、防己、萆薢打细粉；余药提取药液泛丸，如梧桐子大，滑石、薏苡仁粉、红糖包衣，低温（＜60℃）烘干，打光，消毒。包装，90g／瓶，阴凉干燥处保存。

【用法】一次6g，一日2～3次，温开水送服。

【功能】清热利湿，祛风通络，消肿定痛，降尿酸，补气生血，祛邪扶正。

【主治】痛风及痛风性关节炎、痛风性肾病、高尿酸血症。

【方解】痛风之名，痛，言其症，痛剧也；风，言其性，风善行而数变。痛风之作，剧痛而多变，入夜尤甚，愈发愈重。缘于饮食劳倦所伤，正虚邪聚。《素问·痹论》云："风寒湿三气杂至，合而为痹也。"痹者，闭也，不通则痛。西医认为，痛风系摄入嘌呤过多，代谢紊乱，尿酸过高，形成结石，流注关节，而肿痛不已。

中医认为，饮食不节则伤胃，劳倦过度则伤脾，脾胃俱伤，则健运失司，代谢紊乱，致使湿热淤浊内生（即尿酸过高）。治当清热利湿、分清别浊，祛其邪。

土茯苓，甘淡、平，除湿、解毒，通利关节，擅治湿热淤浊、肢体拘挛、筋骨疼痛；萆薢，苦平、微寒，入肾、胃经，祛风胜湿，分清别浊，治风湿痹痛，湿热下注。本方取二者清热利湿、祛风化浊、通利关节、降血尿酸之功，为之君。除风先活血，血活风自灭。脾主运化，为气血之源，虚则不运，化源不足，运行不畅，则湿浊流注于关节、肌肉，形成痹痛，也就是痛风性关节炎，治当健脾固本，以充气血之源。白术苦甘、温，入脾、胃经，补脾益气；黄芪味甘、微温，入脾、肺经，为补气益阳之要药。芪术相配，补气健脾力倍，擅治脾虚诸症，脾得补则血充，肺得补则卫固，故能补气生血，实卫固本，共助君药补气健脾、利湿清热之功，故为之臣。忍冬藤甘寒，入肺、胃经，清热解毒，疏风通络，主治风湿热痹，关节肿痛，其中所含的大黄素，对黄嘌呤氧化酶有较强的抑制作用，故能减少尿酸的合成；秦皮苦涩、寒，清热燥湿，可促进尿酸排出；防己苦辛、寒，利水消肿，祛风止痛，主治风湿痹痛；百合、山慈姑甘凉，清心养阴，消肿散结，化痰解毒，有秋水仙碱样作用，能抑制白细胞趋化，从而减轻痛风性关节炎的炎症而止痛。此五者清热解毒、疏风通络、消肿散结、化痰解毒，可促进尿酸排出，抑制白细胞趋化、尿酸的合成，故为之佐。虎杖微苦、微寒，祛风利湿，通络和血，散瘀定痛，为之使。全方共奏清热利湿、祛风通络、消肿定痛、降尿酸、补气生血、祛邪扶正之功。

【按语】痛风是"富贵病"，嘌呤摄入过多，代谢紊乱，高尿酸结晶盐沉积关节，以致红肿热痛。本方祛邪以扶正，是为正治，用于痛风急症，多有奇效。若尿酸纳结晶在关节滑膜组织沉积并脱落，当溶解尿酸纳结晶盐，百合、山慈姑倍量，更加威灵仙，以溶解、排出尿酸钠结晶；若久而损肾，致痛风性肾病、蛋白尿者，加金樱子、芡实，以固肾气，则蛋白即消；若单纯血尿酸高，或处于静止期之患者，多表现为脾肾不足、湿浊内盛，当以健脾补肾、降浊利湿之法为主，祛邪固本而防复。总之，未病先防、饮食有节、劳逸有度、已病防变、祛邪杜变是关键，病愈后当健脾补肾以防复。

【案例】张某，48岁，河南省军区干部，2012年2月10日初诊。

主诉：患痛风多年，近又饮食不当复发，足大趾根部、手腕关节肿痛，尿酸510μmol/L，脉弦滑数，舌质红、苔黄厚腻，舌体胖、边有齿痕，舌脉瘀。

辨证：湿热浊瘀，关节肿痛之痛风症。

治法：清热利湿，化浊通络。

处方：痛风丸化裁。鸡血藤30g，土茯苓20g，川萆薢30g，黄芪20g，白术20g，忍冬藤30g，山慈姑10g，防己15g，秦皮15g，百合30g，虎杖20g，甘草10g。7剂，水煎服。

二诊：2月18日。肿痛俱轻，脉弦数，舌质红、苔薄腻，舌体胖、边有齿痕，舌脉瘀。湿热俱减，健脾化湿、解毒化瘀加力，上方加生黄芪30g、黄柏12g、苦参12g。7剂。

三诊：2月21日。药未服完，肿痛全消，因要出差，配痛风丸一料（6剂），水泛为丸，一次9g，一日2次。嘱清淡饮食。

按：痛风之发，因由之多，美食诱惑为最，多因饮食不当，屡犯难改。本案之急，当以重剂荡涤湿热、化瘀解毒祛其邪。后以补气健脾固其本，小料制剂巩固善后防其复。

二十二、柿霜含片

柿霜50g	蒲公英400g	陈莱菔缨500g	玄参200g
牡丹皮150g	冰片20g	玄明粉20g	硼砂20g
桔梗200g	甘草200g		

【制法】方中蒲公英、甘草、桔梗、玄参、陈莱菔缨、牡丹皮提取喷雾干燥得200g左右（13%）浸膏粉。冰片、玄明粉、硼砂研细粉后加柿霜再研粉过筛，加辅料（含糖型加白糖，无糖型加甜菊苷），再加糊精至500g。与浸膏粉混合制粒压片，每片0.5g。铝塑包装，每板12片，每盒3板。

【用法】咽喉炎肿痛、口臭含化，一次1片，一日3～5次；口疮，研粉撒于疮面，一日3～5次。

【功能】清热泻火，滋水养阴，消肿收敛。

【主治】咽喉肿痛，声哑失音，口舌生疮，口腔异味。

【方解】咽喉为肺之关、胃之门，呼吸、饮食之通道。肺合皮毛，主一身之表，开窍于鼻；胃属中焦，开窍于口。肺胃郁热，易蒸损咽喉。肾经上循于咽，内寄龙雷之火。胃土生肺金，肺金生肾水，肾水润养肺胃，失养则肺胃燥热生。三者生理病理关系密切。故凡外感风热燥邪，或内伤饮食，积热火毒，蕴结肺胃，以及劳伤太过，阴火上炎，随呼吸独出口鼻，往返蒸损喉间，导致肺胃郁热或虚火上炎，均可致咽喉干痒、红肿充血、肿痛溃烂、口臭、口干、口热、龈肿、齿痛诸症。治疗首清肺胃之阴火，有釜底抽薪之妙，以清热养阴生津。

方中柿霜入胃经，味甘性寒，专清肺胃燥热，能治咽喉口舌疮痛。甘能益阴生津，寒能清热润燥，故为之君药。内火源于胃，既可上熏蒸于肺，又能下汲肾水，故肺、胃、肾三经俱热，清胃火是关键。胃火内炽，火必刑金，清胃火犹如釜底抽薪。蒲公英味甘苦而寒，清胃热而解毒，甘能益脾，寒能清热，甘苦寒合而养阴清热又健胃，胃火既清，则火不刑金，又无苦燥害胃伤阴之弊。经曰："气有余便是火。"降气即能泻火。莱菔缨辛苦、平，辛能散，苦能降，功专消食下气，主治痞满食滞、泻痢、喉症。《随息居饮食谱》："凡一切喉症，时行瘟疫，斑疹、疟痢，水土不服，饮食停滞，痞满疳疸，脚气，痧毒诸症，洗净浓煎服之。"本方取其辛散苦降利咽喉之功。全国名医喉科专家耿鉴庭六世家传《喉科要旨》，将陈莱菔缨列喉科要药首位："下气、宽胸和中、化滞消痰，治咳嗽、失音、清咽、祛风热诸功，屡试皆验。"燥热必伤阴，阴伤火愈炽。古云："阳亢者阴必伤，阴弱者火自焚，火灭者水自生，水生者火自灭。"玄参味甘苦咸而性微寒，入肺、胃、肾三经，功能养阴生津，泻火解毒。苦寒相合而清热泻火，甘寒相合而滋水养阴，本品既能清热泻火，又能滋水养阴。故本方以蒲公英、玄参、陈莱菔缨下气泻火、清热滋阴、生津解毒之功，为之臣。阴伤血热而瘀，咽喉充血水肿而干痛，牡丹皮入心、肝、肾经，味辛苦而性微寒，功能凉血散瘀祛痛，辛而能走，寒而能守，走守相济，有益而无弊，既能清泻肾经阴火，又能泻心经之火，擅治血热有瘀之证。既成血热而瘀，必毒热腐肉，肿痛溃烂。硼砂味甘咸而性凉，入肺、胃二经，功能解毒防腐，清热化痰，合冰片、玄明粉为五官科名方"冰硼散"，专治咽喉、口舌疮痛。故牡丹皮、冰硼散，为之佐。甘草味甘性平，生用微凉，清热解毒，又擅渗透到黏膜下层，以解毒消肿，合桔梗为甘桔汤，系治咽喉病之名方，并引诸药上行直达病所，故为之使。如此组方，君臣主力攻坚，挫敌锐气，犹釜底抽薪，既清肺胃热毒，又滋肾养阴生津；佐药，犹各路神兵，破敌援我，祛邪扶正，专治咽喉口舌疮痛诸症；更有向导带路，直入敌巢。全方共奏清热泻火、滋水养阴、消肿收敛之功。可谓兵强将勇，布阵有方，战而能胜。

【按语】临证常见外感热病化热入里，肺胃郁热所致急性咽喉肿痛，也有非外感而脾胃失调，胃肠积热化火上攻，以及肾阴亏虚，阴火上乘所致之咽干痒不适，痒即干咳，似有物堵，时有恶心干呕，反复口舌疮痛，属慢性咽喉疾病和复发性口腔溃疡。1978年我参加在南京举办的全国温病师资进修班，对外感温热病学有了系统、全面的了解。1983年在北京举办的全国首届中医文献研究班进修时，参加编写《近代中医珍本集》，我在编写校点温病、伤寒、喉科、金匮等温热病著作时，摘抄了很多有关理论精华和治疗经验，丰富了临证知识和诊治外感温热病的技能。1993～1997年我负责中医急诊科工作期间，研制了"含化柿霜糖"，该制剂对防治外感热病尤其急症咽喉疾病有较好疗效。撰写的《含化柿霜糖治疗急性咽喉炎》（并与草珊瑚对照）一文发表在《浙江中医杂志》（1995年第5期），并被《中医文摘·喉科》收录。1996年立专题《复方柿霜润喉片临床与实验研究》，列为河南省中医管理局重点项目之一。后改名"口洁爽"，临床治疗范围扩大为急性咽喉炎、口腔溃疡、口腔异味三个主病，疗效显著。但也在临床中发现，凡脾胃虚弱，胃肠积热邪火上炎之慢性咽炎、口腔炎者，用药甚效，但脾胃虚寒者药后则胃中不适，肠鸣漉漉，或有腹泻。因此，又一次做了处方调整，增添既清肺胃邪热、宽肠下气，且又泻火解毒、健胃益脾，药食兼用之食疗佳品。此次更名为"柿霜含片"，即本方制剂。

我在几十年的临床实践中发现，凡脾胃病久，多伴有咽喉疾病，如咽炎，喉痹，咽淋巴滤泡充血甚至红肿，咽干痛、恶心、口腔溃疡等症。当脾胃功能得以调理恢复，免疫功能增强后，咽喉症状也必定痊愈，故也常配合柿霜含片治疗，疗效更快。近年亦有喉科同仁报道，久治不愈的慢性咽喉疾病，经胃镜证实都有胃炎等消化道病。这与喉科专家耿鉴庭教授治咽喉病忌用苦寒直折败胃药相一致。

〔附：陈莱菔缨炮制方法。我参考耿家制法和《续名医类案·卷十八咽喉门》制法，将其简化如下：每年小雪后、大雪前，将白萝卜缨连根蒂切下，挂至北房檐下，风干。冬至将其用稻草扎捆两道（每一捆1kg），置背阴房坡上，下边铺麦草垫（原放草房上，现无草房故易换），经霜冻、雪压（防雨淋），到立春后，松解稻草绳，晒干，切碎，收藏于瓷坛内，备用。〕

【案例】王某，女，15岁，中学生，2001年4月9日初诊。

主诉：易上火，每因积食、感冒咽喉肿痛、发热，延至数日咽痒即咳，早晚尤重，服抗菌药无用，久治不愈。此次发病一周。脉细弦数，舌质红、苔薄黄，重舌。

辨证：肺胃郁热、积滞于中之喉源性咳嗽。

治法：消积导滞，清泻肺胃。

处方：枳术消积丸合柿霜含片，内外合攻，积去热除，肺胃郁热得清，咽喉清利滋润，咳嗽自止。

二诊：4月13日。服两种药丸后，大便黑黏、恶臭、甚多，轻松舒服，热退痛止，咽不痒不咳。

按：学生不便用汤剂，故以验方制剂，服用方便，满足患者要求。本案内有积热，外邪引发，肺胃郁热上蒸咽喉，故咽喉肿痛痒咳不已。积不消则热不除，故以枳术消积丸消积导滞，柿霜含片清利咽喉，内外合攻，邪去正复，标本兼治之法也。

二十三、十个"消食饮"

民谣："十个消食饮，普及惠人民。病轻药味少，较重逐方加。形成系列方，随意自疗康。"

叔父赵桂梧先生是民间乡医，闻名遐迩，擅治胃肠消化系疾病。故里小镇，方圆几十里，辖区人口有四万多，叔父之"三五七消饮"家喻户晓。村民若有食积伤胃，消化不良，或积滞不消，都会自购药治疗，量病加味，犹如今天的非处方药一样，十分方便。

我长期临证应用该验方，感悟良多。根据胃肠属腑，泻而不藏，以通为用，以消为补的理论，对饮食不节，劳倦过度，损伤脾胃，积滞不化，郁而化热，产生的诸多病症，认为"积不消，热不除"，故据病之轻重久暂，逐方加药，以增消积导滞效力，继承创新，衍生成十个"消食饮"，形成治疗胃肠消化系疾病的系列验方。

方名	组成	功效
一消饮（单方）	炒麦芽30g	回奶良方。消食开胃助消化
二消饮（对方）	神曲20g，炒麦芽20g	开胃进食，消谷肉积，化食滞瘀
三消饮（角方）	炒山楂30g，神曲15g，炒麦芽15g	消食健胃助消化
四消饮	炒山楂30g，神曲15g，炒麦芽15g，藿香20g	辟秽消食口臭康
五消饮	炒山楂30g，神曲15g，炒麦芽15g，炒莱菔子15g，炒枳壳15g	行气导滞痞胀消
六消饮	炒山楂30g，神曲15g，炒麦芽15g，炒莱菔子15g，炒枳壳15g，槟榔15g	专治积滞伤食利
七消饮	炒山楂30g，神曲15g，炒麦芽15g，炒莱菔子15g，炒枳壳15g，槟榔15g，连翘20g（或蒲公英30g）	消积导滞胃火清

续表

方名	组成	功效
八消饮	炒山楂30g，神曲15g，炒麦芽15g，炒莱菔子15g，炒枳壳15g，槟榔15g，连翘20g，**牡丹皮20g**	凉血泻火热毒宁
九消饮	炒山楂30g，神曲15g，炒麦芽15g，炒莱菔子15g，炒枳壳15g，槟榔15g，连翘20g，牡丹皮20g，**牵牛子15g**	消积导滞腑气通
十消饮	炒山楂30g，神曲15g，炒麦芽15g，炒莱菔子15g，炒枳壳15g，槟榔15g，连翘20g，牡丹皮20g，牵牛子15g，**大黄15g**	消积导滞积热康

该系列方顺口溜为：

伤食麦芽单方化，再加神曲成对方；

较重三消加山楂，消食健胃助消化；

四消饮中加藿香，辟秽消食口臭康；

五消枳壳莱菔子，行气导滞痞胀消；

六消饮中加槟榔，专治积滞伤食利；

七消连翘或公英，消积导滞胃火清；

八消饮中加丹皮，凉血泻火热毒宁；

九消饮中加二丑，消积导滞腑气通；

十消饮中加大黄，积热胃肠一扫光。

【案例一】赵某，女，25岁，因小儿周岁欲断奶，予一消饮（单方），炒麦芽120g，服药2日，乳房由胀痛变软，5天奶回。

【案例二】李某，女，25岁，积滞不化而痞胀痛、吐泻2天，予五消饮：炒山楂30g，神曲15g，炒麦芽15g，炒莱菔子15g，炒枳壳15g。消食导滞而痞胀消，吐泻俱已。

【案例三】崔某，男，32岁，工人，2012年1月20日初诊。

主诉：暴饮暴食、酒肉伤胃，饱胀胃痛、嗳气吞酸、齿痛龈肿、咽喉肿痛、口臭、便秘、大便黑黏不爽。脉弦滑数，舌红、重舌。证属足阳明积热火毒，循经上犯。治宜消积导滞积清胃火，通腑泻热排肠毒。方以十消饮加味：白头翁30g，炒山楂30g，神曲15g，炒麦芽15g，炒莱菔子15g，炒枳壳15g，槟榔15g，连翘20g，牡丹皮20g，牵牛子15g，大黄15g。服3剂，大便一日3次，黑黏甚多，积去热除，诸症俱消。

二十四、三七山药鸡子黄粥

怀山药600g　芡实200g　莲子肉200g　山楂肉300g

三七粉150g　鸡子黄（另加）

【制法】前5味共研细粉，加红糖水制颗粒，烘干。塑料袋包装，每袋30g，每盒10袋。

【用法】取成品1袋，用温开水调成糊状，倒入沸水锅内加热，并搅拌至粥熟，加熟鸡蛋黄一个，捣碎搅匀，空腹吃粥，每日早晚各1次。

【功能】补脾胃之气，益脾肺之阴，固脾肾而止泻。

【主治】脾肾虚弱，久泻久痢。

【方解】民以食为天，胃主受纳，脾主运化。脾胃合德，消化吸收饮食中的精微，变化而赤是为气血，以营养五脏六腑、四肢百骸。故曰：脾胃为后天之本、气血生化之源、元气长养之地。老年脾胃虚弱，小儿脏腑娇嫩，脾胃发育尚未完全，运化无力，羸瘦乏力，或久泻滑脱，食入即泻，气阴大亏，虚不受补者，食疗食养为宜。治慢性病不求速效，但求缓功，各种粥类最能养胃益脾，利于消化吸收。

怀山药，药食兼用之品，性味甘平，作用缓和，补气养阴，补气不滞而能健脾，滋阴不腻而能利湿，滑润之中又兼收涩而止泻，故《神农本草经》将其列为补肺气、健脾胃、益肾命之上品。山药中富含消化酶，能促进蛋白质、淀粉的化学分解消化，营养丰富，易消化，尤有固涩大肠之功。本方取其补气健脾而止泻，益肺养阴固肾命，故为之君。莲子肉甘涩性平，入心、脾、肾三经，既能补益脾气，又能收涩止泻，最益脾胃，兼养心益肾，素有"脾果"之美称。临床多用于脾虚泄泻，纳呆食少，身体羸弱。芡实甘涩性平，入脾、肾二经，甘能补脾而祛湿止泻，涩以固肾而止泻。二药相须配对，相辅互助，统理心、脾、肾三脏，且涩中寓补，以补助涩，常用于脾肾两虚之久泻久痢，故为之臣。粥为黏稠之质，有留恋胃肠之功，最能滋养脾胃，以助胃气来复，这是张锡纯创制山药鸡子黄粥之本意。本方又增芡实、莲子二味药食兼用之品，更增强补气健脾、养心益肾之力，最适宜心、肺、脾、肾俱虚之久病久泻羸弱之人，我临证常合小方制剂人参粥、白术膏、山蓟膏等食疗方互用。

【按语】我在临证中，对湿热泻利，清热利湿则泻止；脾虚泄泻，健脾助运则泻愈。肠热积毒、脓血痢者，投葛根芩连汤、白头翁汤而功成；急性胃肠炎，或内伤外感，发热吐泻并作者，予藿香正气、六和正气类以表里双解，和中正气，早早投服，立竿见影；而对慢性、溃疡性结肠炎，久泻久痢，羸弱乏力者，除辨证应用真人养脏汤、四神丸、六君子丸，结肠舒浓缩丸等外，均配以三七山药鸡子黄粥、三七荞麦粥（荞麦面、三七粉、红糖、焦山楂）等食疗方法，以补脾止泻，固肾收涩，涩中寓补，补中助涩，相互为用。

【案例】李某，男，60岁，2004年7月20日初诊。

主诉：腹泻、便秘交替20余年，时夹脓血黏液便，伴左下腹疼痛、神疲乏力、消瘦、咽干口燥、五心烦热，脉细弱，舌质暗红、无苔，舌脉瘀。肠镜示：直肠–乙状结肠黏膜充血水肿，部分苍白。

辨证：气阴两虚、气滞血瘀之慢性泄泻（结肠炎）。

治法：益气养阴，健脾活血。

处方：太子参30g，当归10g，白芍12g，乌梅10g，玄参15g，黄芪20g，北沙参30g，蒲公英30g，马齿苋30g，竹茹15g，甘草5g。10剂。

配合食疗：三七山药鸡子黄粥，一次30~50g，空腹食之，一日2次。

二诊：7月30日。服上药后，大便转调，不泻不秘、一日1次，脉沉缓无力，舌质淡红、苔薄白，舌脉瘀。热去阴复，上方去蒲公英、竹茹，加生白术30g、怀山药30g、山茱萸20g，以补脾肾固其根本。40剂。

三诊：9月15日。来郑州出差，特告曰，回家服药后诸症消失。随访1年无复发。

按：久泻气阴俱伤，养阴清热为先，因阴生则阳长。脾为后天之本，肾为先天之根、主二便，内寄元阳，温阳补肾，补火生土，补气健脾，以固脾肾之根本，而防复矣。

二十五、三根三叶汤

> 葛根20g　芦根30g　　板蓝根20g　大青叶20g
>
> 桑叶15g　紫苏叶12g　甘草10g

【制法】加清水清洗，凉水浸泡半小时，密闭冷却回流煎煮20分钟，滤净，加开水煮30分钟，滤净，两煎合并。

【用法】分早晚2次餐后服。

【功能】辛凉发汗疏表，清热凉血解毒。

【主治】风温袭表，热毒内郁之外感热病。

【方解】外感热病，急当退热、保津，"存一分津液而保一分生机"，祛邪外出即愈。然邪有风寒、风热、疫疠之别，治当分辛温、辛凉、解毒。本案属风温所感，肺胃郁热。故取葛根辛甘、凉，解肌退热，为之君。肺胃与外界相通，为热毒邪常犯之地。芦根甘寒，入肺、胃经，清热养阴，生津止渴，祛邪而不伤胃气；桑叶苦甘、寒，入肺、胃经，散风清热，清肝明目。本方取其清肺胃之热而养阴之功，为之臣。热郁传里，入血成毒，当清热凉血、化瘀解毒，板蓝根、大青叶味苦性寒，入心、胃经，既走气分，又入血分，故能凉血解毒；紫苏叶辛温，既引诸药走表，发汗祛邪，又防大队寒药遏表。本方取三药发汗祛邪、凉血解毒、内外分消之功，为之佐。甘草甘平，和诸药而清热解毒，为之使。全方共奏辛凉发汗疏表、清热凉血解毒之功。

【按语】中医药有顿挫高热之法，辛凉发汗疏表、清热凉血解毒，是泛治风温袭表，热毒内郁之外感热病的大法。万修堂三代传人赵心纯，在战乱灾荒年代，因疫病流行，而创此方。

【案例】李某，男，26岁，河南西峡人，1967年4月4日急诊。

父代诉：儿子感冒3天，发热39.7℃，咽喉痛，口干口渴，3天无大便，曾服感冒药，热不退反升。脉浮细数，舌质红、苔白。

论析：积热火毒内郁而咽喉痛、口渴；风热外袭而高热、苔白、脉浮数。

辨证：外感风热，积热内郁。

治法：辛凉疏表，清热解毒。

处方：三根三叶汤。葛根20g，芦根30g，板蓝根20g，大青叶20g，桑叶15g，紫苏叶12g，甘草10g。3剂。

用法：加清水清洗，凉水浸泡半小时，密闭冷却回流煎煮20分钟，滤净，加开水煮30分钟，滤净，两煎合并。分早晚2次餐后服。

二诊：4月7日。服1剂热退至37.6℃；2剂后热退至36.5℃，咽喉痛止；3剂尽，诸症消，饮食、二便恢复正常。

按：中医药能够顿挫高热，是温病学发展的成果。急症高热，只要辨证准确，疗效是肯定的。中医不是"慢郎中"，急诊应充分发挥中医药作用。

二十六、活络止痛酊

威灵仙60g　制马前子10g　鸡血藤30g　黄芪30g

当归10g　川芎10g　香附15g　赤芍15g

乳香10g　没药10g　三七10g　米醋100mL

黄酒100mL

【制法】前8味（共180g）粉碎为粗末，入75%乙醇500mL中，以渗漉法提取滤液，滤液加入乳香、没药、三七细粉；药渣加水200mL，密闭冷却回流法煎煮（勿令乙醇挥发）10分钟，滤过；再加开水300mL，煎煮20分钟，滤过。两煎合并，冷沉，取上清液与乙醇提取液混合，加米醋、黄酒，成酊剂约500mL。

【用法】纱布蘸酊剂适量，敷患处。采用粒子透入法，以温热透入。

【功能】活血化瘀，通络止痛。

【主治】软组织挫伤、气血瘀滞、跌打损伤、风湿痹痛之气血壅滞不通而痛诸症。

【方解】不通则痛，凡软组织挫伤、气血瘀滞、跌打损伤、风湿骨痛所致之疼痛，皆气血壅滞而不通所致。本方所用之药，皆能理气活血、化瘀通络而止痛。尤以威灵仙、制马前子辛散温通、咸软之性，具祛风通络、化瘀散结、搜风定痛之功，凡风湿拘挛之麻木、疼痛，尤具功力。采用粒子透入法者，借电热能促透皮吸收，外病外治之良法也。

【按语】本方为骨伤科常用，由吾儿赵军研制，反复修订，屡用皆效，是为外治良方也。

【案例】聂某，男，54岁，农民，2008年11月20日初诊。

主诉：腰酸痛多年，每劳累、受凉加重，久治不愈。脉沉细，舌质淡、苔白腻，舌脉瘀。

辨证：寒湿阻络，气滞血瘀。

治法：活血化瘀，通络止痛。

方药：活络止痛酊100mL，局部粒子透入法理疗，一日2次。

二诊：11月25日。治疗1天疼痛减轻，3天后基本不疼，能下地干农活。嘱继续治疗。

三诊：12月20日。腰痛痊愈。嘱勿太劳累，应保暖。

按："疼不通，气血壅；通不疼，调和奉。"本方旨在理气活血、化瘀通络，故能通而疼止。

二十七、上海疔药

天龙（壁虎，头尾俱全）5条　蜈蚣5条　龙衣（蛇蜕）3条

大梅（冰片）10g　　　鹿角霜10g　黄升药（藤黄）10g

【制法】全方忌用火焙，日晒即可，研为细粉。

【用法】此药剧毒，只可外用，切勿沾口。清疮后撒于疮面少许细粉，应撒均匀，外贴膏药或油纱布块固护。一日1～2次，待毒去疮敛生肌时，可延长换药时间，利于疮面修复。

【功能】解毒杀虫，消肿散结，祛风定痛，敛疮生肌。

【主治】疔毒恶疮，久不敛口。

【方解】凡疔毒疮疡之发，皆由火毒而然。"气有余便是火"，"火盛则为毒"。概因志意不遂，郁怒不解，气血瘀滞，化火成毒，故见"红、肿、痛、热"四大症。治当及早，降气泻火，清热解毒，活血凉血，消肿散结。稍有延误，则毒盛肉腐，剧痛溃脓，脓出可愈（疮大疮小，脓出即好，河南中医学院外科教授吴润苍先生语），毒陷至危。外科外治，直达病所，引毒外解，最为捷径。

黄升药即藤黄，酸涩有毒，功专消肿化毒、止血杀虫，主治痈疽肿毒、顽癣恶疮、损伤出血，故为君药。天龙即壁虎，咸寒，有小毒，功能祛风定惊、散结解毒，主治中风瘫痪、历节风痛、瘰疬恶疮。龙衣即蛇蜕，咸甘，功专祛风定痛、消肿杀虫，主治疔疮痈肿、疥癣。本方取二者消肿、定痛、擅治疔毒痈肿之功，共助君药散结、解毒、消肿、定痛之力，故为臣药。鹿角霜，咸温，能治痘疮不起、疔疮、疮疡、肿毒。蜈蚣，辛温，有毒，功能止痉解毒，主治瘰疬恶疮。本方取此二者散火清热、消肿止痛，为佐药。大梅即冰片，辛苦、微寒，通诸窍，散郁火，消肿止痛，故为之使药。故全方具有消肿散结、祛风定痛、解毒杀虫、生肌敛疮之功。原方有耳膜（即耳屎）一味，今予删去。

【按语】本疗药系婶母朱暇上海朱氏祖传治疗秘验方。1998年其家人（村医）来郑探亲时，交流医道，将此方介绍给我。经试验确有奇效。我以方测证，据证探理，以理解药，就证于本草。按君臣佐使，论证释方，确为疗毒恶疮良方也。

【案例】李某，患指疗，肿痛溃烂，半月不愈。清疮消毒后，疮面撒疗药药粉少许，外敷黑油膏，一日1次，一周后肿痛消、疮面愈合。

按：外科外治，直达病所，径捷效优，但热盛毒深、邪重正衰，必须内外合攻，表里分消，方可事半功倍。

二十八、感冒擦（浴）剂（退热脐贴）

> 桂枝200g　紫苏300g　生姜300g　羌活100g

【制法】生姜榨汁另置；余药粉为粗末，与姜渣合并，加75%乙醇2 000mL，渗漉提取，滤液另置；药渣加水500mL，文火密闭冷却回流法煎煮10分钟，勿令乙醇挥发，滤净；再加开水煎500mL，煎煮30分钟，滤净，浓缩至300mL。合并，冷藏沉淀24小时，取上清液制成擦剂，分装，30mL/瓶。置阴凉通风处保存。

【用法】作为外感高热的辅助物理疗法，将擦剂加开水至40℃，擦浴患者胸背、腋窝、颈项、手足心，干则再擦，直至皮肤潮湿，汗出热退。勿令入眼及皮损处。敷脐亦能退热。

【功能】发汗退热。

【主治】外感高热。

【方解】感冒为外邪束表，当以疏散为法，汗出则表解。桂枝辛甘、温，发汗解肌，透达营气而散风邪，所含挥发油桂皮醛，能刺激汗腺神经，扩张皮肤血管，而发汗解热，且能解痉镇痛，为之君。紫苏辛温，发散风寒，且能理气宽中，所含挥发油紫苏醛，能扩张皮肤血管，刺激汗腺神经而发汗，并能减少支气管分泌，缓解痉挛，促进消化液分泌，增加胃肠蠕动，为之臣。生姜辛温发汗，所含辛辣素、芳香姜油能促进周围血液循环，令全身温暖、发汗，为之佐。羌活辛苦、温，发表散寒，祛风胜湿，入膀胱经，走肌表，引诸药走表，发汗解热，为之使。全方四味，君臣佐使协同，具辛散走表、发汗退热之功。

【按语】明代吴崑《医方考》中有"接汗法"。所谓"接汗法"，即腠理闭密，汗不易泄，而表证不解时，内服外擦，相互为用，使腠理通，引汗易出而表解也。于此我又想到民间婴幼儿感冒用烧葱姜擦浴疗法及高热惊搐用物理降温法等，遂拟此中药擦浴退热剂。经药浴实验，对初感发热恶寒、身痛、骨节疼痛者有较好效果。患者应避风静养，并汤饮调理，则不日痊愈。清代吴尚先《理瀹骈文》中说："外治之理，即内治之理；外治之药，亦即内治之药。所异者，法耳！"内外治法有机结合，对某些疑难症而言，是提高疗效、避免副作用的好方法，值得深入研究。

【案例一】王某，3岁，感冒发热38.9℃，以感冒擦剂擦浴、敷脐3次，汗出热退而愈。

【案例二】兰某，25岁，感冒发热38.6℃，恶寒、头痛、身痛、骨节疼痛，脉浮紧，舌淡苔白。证属风寒感冒，治宜辛温解表、发汗祛邪。以感冒擦剂药浴疗法，一汗了之。

二十九、麝珠消炎酊

金银花30g	大黄24g	乌梅30g	黄柏20g
五倍子12g	诃子肉12g	白及20g	白蔹20g
当归20g	甘草20g	蒲公英30g	龙葵40g
牡丹皮40g	连翘20g	赤芍20g	紫草20g
血竭6g	珍珠粉5g	麝香1g	冰片50g
75%乙醇1 200mL			

【制法】前16味中药冷水快速清洗甩干后，粉碎为粗末，浸于75%乙醇1 200mL中3～5天，滤过，乙醇另置；将药渣加水500mL，密闭文火煎煮10分钟滤过，含乙醇的药液另置；再加开水1 000mL，密闭文火煎煮20分钟滤过，药液另置。将珍珠粉、麝香、冰片、血竭研细，加入乙醇中溶化，三次滤液混合，置低温沉淀24小时，取上清液，加蒸馏水至2 000mL，配制完成。以10mL塑料滴瓶分装，低温保存2年。

【用法】涂擦患处，一日3～5次。勿口服、入眼。

【功能】止血止痛，清热消肿，散结化瘀，生肌敛疮。

【主治】皮肤挫伤、金石伤、毛囊炎、痤疮、疖肿、术后刀口感染、疮疡久不收口。

【方解】红、肿、热、痛四大症，是外科炎症的综合反应。热毒结聚，气滞血瘀，循环不畅，瘀郁于内，则红、肿、热、痛。故治法首重清热、散结、凉血、止血、消肿、止痛。

金银花甘寒，入心、肺、胃经，清热解毒；蒲公英甘苦、寒，清热解毒，消痈肿，为疮疡圣药。取二者清热解毒、消痈肿之功，为君药。二者与苦寒药合用，擅治湿热毒盛之痈肿焮痛诸症。大黄苦寒，入脾、胃、大肠、肝经，泻火凉血，逐瘀通经；牡丹皮、赤芍、紫草，凉血散血；黄柏苦寒，入肾、膀胱、大肠经，清热燥湿，泻火解毒，擅治湿热内盛之疮疡，相火内炽、阴虚阳亢之证尤为专长，所含生物碱及黄柏酮，有抗菌消炎作用。火盛者为毒，故善治毒者，必治火也，凡解毒之药必治火，治火之药亦解毒。故取大黄、黄柏、牡丹皮、赤芍、紫草清热解毒、泻火消肿之功，为臣药。"痛不通，气血壅；通不痛，调和奉。"本症气血瘀滞，故取当归活血，合大黄则通经活络、化瘀散结、解毒消肿之力倍增。气血结聚，热郁毒盛、腐肉成疮者，既当清热解毒、散结化瘀，又要收敛生肌、止血止痛。取白蔹、五倍子、诃子肉、白及、乌梅酸敛止血；珍珠粉甘咸、寒，解毒敛疮，又能生肌；麝香辛温芳香，辟秽开窍，通络祛瘀，所含麝香酮尤能透窍辟秽、止痛生肌。故本方取此七者协同合力治其诸症，为佐药。甘草，甘平调和诸药而解毒，故为使药。本制剂以乙醇作溶媒提取，更能行血而助药力，且有防腐之功，是酊剂之必需。全方共奏清热解毒、散结消肿、活血止血、收敛生肌之功。

【按语】本方既能止血止痛、清热解毒、活血消肿，救急于顷刻，又具收敛生肌、预防感染之功，可满足外科多种肿痛疮疡之用。涂擦、外敷，均极见功，方便实用。用于痤疮，结合内治，有祛痘、化瘀、消痘痕、减色素沉着之优点。我长子腰部突起疖肿，红肿痛热，湿敷5天，干则滴药，疖肿全部消散。外甥阑尾炎术后感染，红肿流脓，以此湿敷数日而愈合。一女大学生，痤疮蜂起，黑头硬结，现橘皮样脸，久涂痊愈，不留瘢痕与色素沉着。治验甚多，屡用皆效。

【案例】罗某，女，20岁，患痤疮6年余，以额头、口周尤重，素有消谷善饥、口臭便秘，伴胸背疖肿、五心烦热。脉细弦数，舌质红、苔黄白腻、舌脉瘀、重舌赤。证属积热火毒，内郁外发。治以内服积术消积丸，消积导滞、通腑泻热，使积消热除、腑通毒解；外涂麝珠消炎酊清热、消肿、止痛、化瘀、生肌、敛疮。内外合功，1周减轻，半月全消，月余诸症悉除。

三十、参归屏胶囊

白术30g　人参12g　黄芪20g　防风10g

当归12g　冬虫夏草12g

【制法】共研细粉，装0.5g胶囊。置阴凉干燥通风处贮存。

【用法】一次4粒，一日2次，饭后温开水送服。

【功能】补气健脾，培土生金，实卫固表。

【主治】气虚卫阳不固及易感人群。

【方解】体虚易感冒者，表气虚也，卫阳不固，玄府不闭。卫出中焦，脾胃乃元气之府，中气虚，元气亏，土不生金，肺气虚而卫阳不固。补气实卫固表为正治之法。故当补中益气健脾，以充化源，元气充，则肺气旺，亦脾生肉，肉生肺，土能生金之理也。仿蒲辅周先生玉屏风散加味。

白术甘苦、温，健脾补气，培土生金，以固卫阳之气，为之君。黄芪甘、微温，助君药补肺气而实卫，为之臣。人参味甘，大补元气；当归甘辛、温，补血和血，改善咽喉黏膜血液循环，增强抗病能力；冬虫夏草甘温，滋肺补肾，增强免疫。取此三者大补肺脾肾之功，为之佐。防风辛甘，入膀胱经，走一身之表，引诸药实卫固表，为之使。全方共奏补气健脾、培土生金、实卫固表之功。

【按语】流感所犯，往往体弱者多见，且病情更为严重，正谓："邪之所凑，其气必虚。"《素问·刺法论》指出："五疫之至，皆相染易……不相染者，正气存内，邪不可干。"凡老人小儿脾虚气弱，肺卫不固，免疫功能低下，反复感冒者，更易罹患流感，对此我主张在"卫前期"即给予健脾补气、培土生金、实卫固表，防病之先。脾健元气充，肺旺卫表固，培土即所以宁风也。需要注意的是，对此类患者万不可偏用风药以祛邪，否则表散太过，愈虚其表，玄府不闭，气阴更伤，邪气留恋，病情反复。有鉴于些，故拟此复方，名曰"参归屏胶囊"。

鉴于冬虫夏草价格昂贵，故另改简便廉验之煮散剂型，全方去冬虫夏草，余药不变，打粉，一次10g，凉水泡10分钟，煎6分钟，温服，一日2次。

【案例】杨某，男，62岁，患老年慢性支气管炎，虚汗淋漓，动则益甚，咳喘痰多、胸闷气短、纳差食少、体乏易感，秋冬加重，缠绵30余年。脉细弱，舌淡苔白，舌体胖，边有齿痕，舌脉瘀阻。证属气虚血瘀，痰湿阻滞。治宜补气健脾、益肺肾，扶正祛邪。小料配制参归屏胶囊0.5g/粒，一日2次，一次4粒。连服半年，基本治愈。次年秋冬仍继续服药，病得痊愈。

三十一、除湿拔毒丹

苦参40g	土茯苓30g	大青叶30g	山慈姑20g
徐长卿30g	刺蒺藜15g	白鲜皮30g	薏苡仁30g
白术30g	茯苓30g	黄芪40g	地肤子30g

【制法】薏苡仁、白术、茯苓、土茯苓、大青叶、山慈姑、刺蒺藜、地肤子打细粉，黄芪、徐长卿、白鲜皮、苦参打粗末，浸泡30分钟，煎煮1小时，滤过另置；二次加开水煎煮1小时。滤液合并，以此泛丸，如梧桐子大，低温烘干，置干燥通风处密封贮存。成品每克含生药1.8g。

【用法】一次6~10g，一日2~3次，温开水送服。

【功能】燥湿拔毒，除风止痒，健脾固本。

【主治】慢性湿疹，皮厚僵硬，瘙痒脱屑，久治不愈，湿疹反复，以及痰湿浊瘀、热郁火毒顽症；急性湿疹，湿毒浸淫、湿烂痒甚，配伍湿疹散（见下条"三十二、湿疹散"）外撒。

【方解】湿疹乃湿热郁毒、内蕴外发而成，治以苦寒为法。苦以燥湿，寒以清热。苦参苦寒，有显著的清热拔毒、燥湿祛风、杀虫止痒作用。本方取其苦寒燥湿、清热拔毒之功，为之君。《内经》云："诸痛痒疮，皆属于心（火）。"大青叶，味苦大寒，归肝、胃、心经，清热解毒、凉血化斑，尤对心胃实热火毒特效；土茯苓甘淡、平，归胃经，解毒祛湿为盛，拔毒利湿最雄，对疮疡湿疹、痛痒难忍有奇效。本方取大青叶、土茯苓清心火、解热毒、祛湿热之功，为之臣。湿疹奇痒乃湿热毒瘀作祟。徐长卿辛、温，归肝、胃经，祛风胜湿、散瘀止痛；刺蒺藜辛苦、微温，归肝经，疏肝祛风止痒，凡湿疹、荨麻疹瘙痒不已，用之甚效；白鲜皮苦寒，归脾、胃、膀胱经，清热燥湿、解毒止痒；山慈姑味甘、微辛、凉，有小毒，归肝、脾经，专攻顽毒，擅治疮疡，清热解毒、消肿散结、止咳镇痛。湿疹主因为湿，脾虚失运，湿由内生，以薏苡仁、白术、茯苓、黄芪补气拔毒、健脾利湿、固本防复。本方取此两组药祛风胜湿、拔毒止痒、健脾固本之功，为之佐。地肤子辛苦、寒，辛散苦燥寒清热，入肾、膀胱经，引诸药走一身之表，祛风止痒，为之使。全方共奏燥湿拔毒、除风止痒、健脾固本之功。

【按语】慢性湿疹，湿毒深伏，经络痹阻，久治不愈者，可加辛温有毒之全蝎、蜈蚣，以辛散温通、拔毒搜风，通经络，祛风止痒。

【案例】晁某，男，58岁，河南省南阳市人，2012年12月27日初诊。

主诉：患湿疹4年，曾到北京等地治疗，内外用药，而致伤肝，转氨酶升高。刻诊：胸背、大腿内侧湿疹，奇痒欲搔，血痕满布，溃烂流水。伴心烦易怒，苦不堪言，头欲碰墙，便秘，大便3日一次，脉细弦数，舌质淡红、苔薄白腻、舌体胖大、边有齿痕，舌脉瘀。素有饮食不节，嗜肥甘厚腻，积热火毒。

辨证：脾虚湿阻为本、血热火毒为标之湿疹。

治法：先清热凉血、除风拔毒治其标，继以健脾固本防其复。

处方：自拟方长卿饮。生地黄15g，牡丹皮20g，徐长卿30g，生何首乌30g，山楂30g，当归12g，赤芍20g，大青叶30g，紫草15g，刺蒺藜15g，蒲公英30g，玄参15g，甘草10g，地肤子30g。7剂。

自制麝珠消炎酊5支，擦患处，一日3次。

湿疹散2袋，外擦浸淫处，一日3次。

二诊：2013年1月4日。初服药后泻下黑黏大便甚多，一日4次，连续2天。后几剂药后大便一日2次，诸症见轻。7剂药服完，基本不痒，湿疹脱痂，皮损恢复，留下色素沉着痕迹。腑气通、积毒去、气血活，风除痒止，宜将胜勇追穷寇，上方加厚朴5g、土茯苓20g、薏苡仁30g，以化湿解毒，除恶务尽，20剂。

三诊：1月24日。湿疹已愈，皮损修复，基本不痒，烦热轻，大便一日1次，时有下坠感，仍食欲亢进、失眠。脉细数，舌质淡红、尖边赤、苔黄腻，舌体胖大、边有齿痕，舌脉瘀。积热未尽，欲清热先消积，上方加自制枳术消积丸20g、牵牛子20g、黄连12g，消积导滞、清胃火。14剂。

四诊：2月28日。湿疹已愈，不痒，色素沉着痕迹大部分消失，饮食、二便正常。活动多，欲出汗则有痒感，不出汗不痒，可以不搔，亦不出疹。脉左沉细无力，右细弦数。舌质淡红、薄腻苔，舌脉瘀。积去热减，阴液伤，上方去自制枳术消积丸、黄连、徐长卿、刺蒺藜、地肤子，生地黄改为30g，并加连翘20g以养阴清热。15剂。

五诊：4月15日。湿疹愈后，大喜，朋友聚会时又大吃大喝，日前患急性带状疱疹，发热剧痛，疱疹流水，引发背部湿疹，片如掌大，奇痒难忍，便秘。病发与食肥甘厚腻有关。脉弦细，舌质淡红、苔白腻。肝郁湿阻、热毒为患，治宜疏肝理气、凉血解毒。

处方：柴胡15g，枳壳15g，龙胆草12g，瓜蒌15g，厚朴15g，苍术20g，生白术30g，茯苓15g，徐长卿30g，地肤子30g，山楂30g，紫草20g，牡丹皮20g，大青叶30g，栀子15g，刺蒺藜20g，生何首乌30g，甘草10g。10剂。

自制紫归油2盒，涂疱疹。

六诊：5月10日。湿疹全消，色素沉着痕迹稍显。手掌硬厚皮部分变软。带状疱疹愈合，仍肋间神经痛。大便呈软条状，一日2次。唯身困乏力，腿软。脉细，舌淡、苔薄白，舌脉瘀。证属气虚血瘀，治宜补气活血。

处方：黄芪40g，当归15g，白术30g，茯苓20g，薏苡仁30g，牡丹皮20g，大青叶20g，泽兰30g，山楂30g，茺蔚子15g，天麻15g，甘草10g。10剂。

按：湿疹之发，多由脾虚湿阻、积热蕴蒸所致。本案患者嗜食肥甘厚腻，湿热火毒而致湿疹重症，久治不愈，转求中医。我首先以清热凉血、除风拔毒治其标，虽取良效，但因肝气郁结、又吃肉积热，并发带状疱疹而反复，再以疏肝理气、凉血解毒而病得痊愈。继以健脾固本防其复。

三十二、湿疹散

松香10g　轻粉1g　石灰2g　炉甘石3g

铅丹1g

【制法】共研细粉，密封贮存。

【用法】取本品涂患处：①流水出血者撒疮面；②干裂起皮者紫归油调涂。一日3~5次。

【功能】燥湿拔毒，消肿生肌，祛风止痒。

【主治】湿疹奇痒难忍。

【方解】湿疹之成，乃内蕴湿热、火毒外发。《内经》云："诸痛痒疮，皆属于心（火）。"故取辛寒温攻毒之品，辛能散，寒能清，温可燥湿，合之则拔毒止痒、生肌敛疮。轻粉辛寒攻毒，松香苦温燥湿，皆外科要药，为之君。铅丹辛寒拔毒、生肌敛疮，为之臣。石灰辛温，燥湿解毒；炉甘石甘平，收湿止痒，生肌敛疮。两者为之佐。雄黄辛温，擅解诸毒，调和诸药，为之使。全方共奏燥湿拔毒、消肿生肌、祛风止痒之功。

【案例】兰某，女，50岁，洛阳市某酒店老板，2015年6月18日初诊。

主诉：患湿疹6年，加重月余。双手烂痒痛、流脓水，下肢亦发，心烦难眠，多方治疗无效。其嵩县老家侄女患湿疹经我治愈，因此慕名来诊。嘴馋能吃，嗜肥甘厚味，口臭，便秘，大便黑黏恶臭不爽。脉弦滑数，舌红、苔黄厚腻，舌胖、边有齿痕，舌脉瘀阻、重舌。

辨证：脾虚失运、湿热毒瘀之湿疹。

治法：内服枳术消积丸、除湿拔毒丹，外撒湿疹散，内外合攻，表里分消，以消积导滞清胃火、通腑泻热排肠毒、除湿拔毒、凉血清热。

治疗3周后，痒大减，不流脓水，结痂。大便通畅，能睡。同上方，继续治疗。

按：汤者，荡也，力大功专，最为合宜。但患者怕吃汤剂，要求服药丸。故小料加工验方制剂，满足患者要求。内外合攻、表里分消，彰显中医临证用药特色优势。

三十三、蛲虫方

樟脑1g　牵牛子3g　槟榔6g　苦楝子3g

【制法】共为细粉，密封贮存。

【用法】取本品10g，温开水（60℃）100mL调匀，封装于30mL肛注器，晚间临卧时肛门注射，一日1次30mL，连用3～5天。

【功能】除湿杀虫，消肿止痒。

【主治】蛲虫病。

【方解】蛲虫为肠道寄生虫之一。蛲虫寄生于直肠，故见肛门瘙痒、入睡尤甚，白线头样小虫活跃。治宜除湿杀虫。樟脑辛热，除湿杀虫，为之君。牵牛子苦寒清降，消积杀虫，为君药之助，故为臣药。槟榔苦辛，杀虫消积，苦楝子苦寒杀虫，共为之佐。全方共奏苦辛通降、燥湿杀虫之功。肛门注射给药，可直达病所。

【案例】夏某，男，6岁，2011年3月20日初诊。

母代诉：肛门痒，入睡尤甚，见肛周红，有白线头样小虫。证属蛲虫病，给予本品（肛门注射剂）3支，每晚临睡前肛门注射一支，连用3天，并消毒衣被，以绝后患。

二诊：3月24日。特来诊述症状全失。

附　录

一、有关中成药制剂的常识

（一）中成药发展简史

中成药起源于春秋战国时期，成书早于《内经》的《五十二病方》中就有中成药的记载。《内经》约成书于战国时期，书中记载的12个方剂中就有9种成药，含丸、散、膏、丹、药酒等剂型。

东汉末年，医圣张仲景所撰《伤寒杂病论》中收载中成药数十种，含丸、散、膏、丹、栓剂、灌肠剂、洗剂、烟熏剂等多种剂型。这些药物疗效显著，沿用至今，奠定了中药制剂的基础。

晋代葛洪所撰《肘后备急方》，将中成药列专章论述。在这本急救专书中，中成药又有进一步创新发展，增加了铅硬膏、干硬膏、蜡丸、浓缩丸、锭剂、炙剂、尿道栓剂、饼剂等新剂型。

宋代熙宁九年（1076年），首次由国家设"太医局卖药所"，后改为"太平惠民药局"，专门制备丸、散、膏、丹等中成药出售，这是我国最早的商业性药房。1103年，制药部分从卖药所分离，成立"修合药所"，为我国最早的官营制药厂。1150年成书的《太平惠民和剂局方》收载了数百种中成药，并对"处方""合药""服饵""服药食忌""药石炮炙"等有专章论述，是我国第一部国家颁布的成方配本及我国第一部中药制剂规范，成为中成药发展史第一个里程碑。

明代，李时珍《本草纲目》总结了16世纪以前我国医药经验，收载中成药剂型40余种。

清代，温病学派兴起，促进了中成药的发展，创制银翘散、桑菊饮、安宫牛黄丸等一系列治疗温热急症的有效急救成药，至今仍广泛应用于临床。

19世纪西方科学与工业技术革命，医药技术也得到发展，相继出现了片剂、注射剂等新剂型。由于西洋医学传入和国民党实行取消中医药政策，中医事业遭到严重摧残，中成药的生产仅散见于私营药店的前店后作。1932年中国共产党领导的江西革命根据地很重视中成药研制生产，除大量生产丸、散、片、水等中成药剂型，还试制了柴胡注射液，有力地支持了抗日军民。

新中国成立后，在党的中医政策正确指引下，中成药得到重大发展，1958年出版的《丸散膏丹集成》（郑显庭编著），收载历代中成药1 782种。1962年冉小峰等主编《全国中成药处方集》，收载各类中成药2 700种。1983年出版的《中药制剂汇编》，收载包括传统剂型和现代剂型中成药计3 872种。2008年版国家基本药物目录中，中成药有268种。

（二）有关中成药的名词术语浅释

1.中成药　中成药是根据疗效确切、应用广泛的固定成方，用科学工艺批量生产的中药制剂。有多种剂型和独特的名称，不同包装，确保质量稳定，服用、携带方便，便于运输和保管。在标签和说明书上标明批准文号、品名、规格、成分、含量、作用、用途、用量、禁忌与注意事项、批号等。

2.药物与药品　药物是指用于医疗、预防和诊断疾病所用药物的总称。分人工和天然两大类。药品即商品，是指原料药包括中药饮片，经过特定工艺加工制造成可直接应用的成品药。一般分为中药制品（中成药）、抗生素制品、生物化学制品等。

3.药剂与剂型　药剂是药物制剂的简称，包括制剂和方剂制品。剂型是药物制剂的形状类别，如丸剂、片剂、散剂、注射剂等。

4.处方与中药方剂　处方是医生诊断后所开的处方，与其人、其时、其地、其证合宜，专为指定患者配制的，并明确指出用法、用量的制剂。中药方剂是根据中医师诊断后所开的中医处方，专为指定患者配制的制剂。

5.毒药与剧药　毒药是指药理作用剧烈，极量与致死量非常接近，超过极量就能引起中毒和死亡的药品。剧药是指药理作用强烈，极量与致死量比较接近，超过极量时会严重损害机体健康，甚至导致死亡的药品。

6.散剂　是将药物粉碎混合制成的粉末状制剂。因无须用黏合剂，故服药后弥散于胃，奏效迅速，最适于胃肠病，并能保护其黏膜，质纯量准，尤适合小儿服药。散剂有内服、外用两种。

7.冲剂　系指药物细粉或提取物制成的干燥颗粒状制剂。既有汤剂特色，又具糖浆剂味甜气香的优点，故有"固体汤剂"之称。

8.胶囊剂　是将药物装入硬胶囊或软胶囊中的制剂。具有掩盖异味、提高稳定性的优点。明胶水溶性好，易化，崩解弥散快，又无黏合剂，吸收比片剂、丸剂快，又比散剂服用方便，极适合胃肠病。

9.丸剂　俗称药丸。是指药物细粉或提取物加适宜的黏合剂和辅料制成的球形制剂。多供内服。因赋形剂不同又分水丸、蜜丸、糊丸、蜡丸、浓缩丸、滴丸、微丸等。

10.水丸　以凉开水、黄酒、米醋、稀药汁、糖液等不同黏合剂所制的丸剂。有如梧桐子大小。水丸体积小，表面光滑致密，易于吞服、崩解，吸收快，显效速，方便卫生，适合多种疾病服用。

11.蜜丸　以炼蜜为黏合剂所制成的丸剂。传统型大蜜丸，每丸重10g，还有小蜜丸、水蜜丸多种剂型。小丸易吞服，大丸需嚼服。蜜丸多用于慢性病或需要滋补的疾病。

12.糊丸　以米或面作糊为黏合剂所制成的丸剂。释放缓慢，延长药物作用时间，避免或减少药物的刺激性，有现代控释剂的含义。一般含剧毒药物的处方或需迟化、长效的药物多制成糊丸。

13.蜡丸　以蜂蜡为黏合剂制成的丸剂。具有缓释、长效之功能。能在小肠发挥定位治疗作用。类似现代的肠溶剂。

14.浓缩丸　将药物提取的清膏或浸膏与其他药粉或辅料一同制成的丸剂。是丸剂的改革剂型，具有减少服量、节省赋形剂、提高质量、增强疗效的优点。

15.滴丸　系滴制法制成的丸剂。即用适宜的基质，将主药溶解、混悬或乳化后，滴入一种不相混溶的液体冷却剂中，液滴由于表面张力的作用，凝固成球形或扁圆形的丸剂。比其他丸剂易控质量，能把液体制成固体剂型，携带、服用方便，是一种比较理想的新型中成药制剂。

16.**片剂** 是将药物与适宜的赋形剂混合，经加压制成的片状剂型。我国明代普遍使用的锭剂，就是一种类似片剂要求的固态制剂。片剂具有剂量准确，质量稳定，易于识别，成本低廉，携带、运输、服用方便的优点。因工艺、黏合剂、赋形剂之不同，又有全粉末片、半浸膏片、浸膏片、提纯片、糖衣片、薄膜片、肠溶片等之不同。

17.**胶剂** 系以动物的皮、骨、甲、角等为原料，用水煎取胶汁，经浓缩、干燥制成的胶剂。含有丰富的动物水解蛋白等营养物质，作为传统的补益药，具有补血、止血，滋补强壮等作用。

18.**栓剂** 系指由药物与适宜基质混合制成供腔道给药的固体制剂。又称为塞药、坐药。我国早在《史记·仓公列传》中就有阴道栓和肛门栓局部应用的记载。目前，在西欧等发达国家，栓剂得到普遍应用。20世纪60年代后，栓剂、肛注剂得到迅速发展，是由于栓剂还可以发挥全身治疗作用，且直肠具有很强的吸收能力，所吸收药物50%～70%不经肝脏而直接进入大循环，因而避免了肝脏"首过消除效应"和胃肠酸碱消化液对药物的降解，起到高效速效作用，既避免药物对胃肠刺激，又减轻肝脏负担，生物利用度优于口服给药。方便了不宜口服、不能口服药物的患者，尤适宜小儿。

19.**丹剂** 系指由汞及某些矿物类药物制成的不同结晶形状的无机化合物。有些疗效较好的内服制剂也称"丹"，但含义不同。丹剂含汞，毒性较强，只能外用。丹剂具有消炎解毒、化腐生肌之功，如红升丹、白降丹等，用于疮疡外科。

20.**膏药** 系由药物、麻油、广丹或铅粉炼制而成的外用制剂。疗效可靠，作用持久，用法简便，兼有内治、外治功能。由于基质、原料、工艺不同而有黑膏药、白膏药之分。

21.**膜剂** 又称薄膜剂。系由药物与适宜的成膜材料加工制成的膜状制剂。常用于内病外治。

22.**橡皮膏** 亦称橡胶硬膏。是将药物或药材提取物与橡胶制成的基质混匀，均匀涂布在裱褙材料上制成的一种外用剂型。方便、卫生，但因膏层较薄，药效维持时间较短。

23.**煎膏剂**　俗称膏滋。系传统剂型之一，是将中药饮片加水煎煮，去渣取液浓缩后，加入糖和蜜制成的稠厚膏状半流体制剂。作用以滋补为主，兼有缓慢的治疗作用。

24.**中药软膏剂**　是指将中药的细粉或提取液的浸膏、药油与基质按软膏剂制备方法制成的一种外用制剂。因基质不同，又分为油膏剂、乳膏剂两种。

25.**油膏剂**　是指将中药细粉、稠浸膏、药油与油脂性基质混匀所制成的中药软膏。

26.**乳膏剂**　是指中药水煎液与油脂性基质借乳化剂作用形成的半固体乳剂。

27.**中药合剂**　是指将中药饮片的提取浓缩液加入防腐剂制成的内服液体制剂。是改进的汤剂、具有汤剂特点的成药制剂，简捷方便。

28.**灭菌口服液**　是指在中药合剂的基础上，加入矫味剂，按单剂量灌装，灭菌制成的口服液。又能长期贮存，口感好，服用更加方便。

29.**酒剂**　俗称药酒。传统制剂之一。系将中药用白酒、黄酒、酩流酒浸提制成的澄清液体制剂。酒本身具行血通脉、活络止痛功效，加上中药配伍的各种药酒，能治疗多种疾病。

30.**酊剂**　系将药物用一定浓度的乙醇浸出或溶解，而制成的澄清液体制剂。有效成分含量高，口服方便，剂量小，不易霉变。由于药物、功用、主治之不同，另有外用酊剂。

31.**糖浆剂**　系指含有中药提取物的浓缩糖水溶液。是在煎膏剂、汤剂的基础上，参考汲取了西药糖浆的优点，发展的一种新剂型。甜味掩盖了异味，便于服药，尤适宜小儿服用。

32.**中药注射剂**　是以中药为原料，经提取、分离、配制等步骤制成的灭菌溶液制剂。直接供注射用，作用迅速。

33.**气雾剂**　系指将中药的提取挥发油或提取物，溶于适宜的溶媒中，与抛射剂封装在带有阀门的耐压容器中的一种液体制剂。使用时借助抛射剂的压力，按动阀门，将药液定量或不定量地喷射出来。奏效迅速，剂量小，质量稳定，使用便捷，尤能减少外科换药痛苦。用于哮喘、冠心病、烧烫伤皮肤等。

（三）怎样合理应用中成药制剂

如何正确合理应用中成药，最大限度发挥中成药应有疗效，安全便捷地用于临床各科疾病，是自中成药问世以来，历代医药学家一直关注的问题。

1.剂型 剂型是影响药效的重要因素。由于中成药剂型的不同，应用后产生的疗效、持续的时间、作用特点、毒副作用都有较大差异。因此，只有充分认识中成药剂型对疗效的影响，才能正确选用中成药，达到预期目的。

关于中成药剂型与药效的关系，梁代陶弘景《本草经集注》指出："疾有宜服丸者，宜服散者，宜服汤者，宜服酒者，宜服膏亦兼参用所病之源以为制耳。"其后，金元四大家之一李杲曾说："大抵汤者荡也，去大病用之；散者散也，去急病用之；丸者缓也，不能速去之，其用药之舒缓，而治之意也。"充分肯定了选择剂型对发挥中成药疗效的重要作用。即使同为丸剂，因基质或黏合剂不同，其崩解速度也异。根据临床病之所需而选用水丸取其易化，蜜丸取其缓化，糊丸取其迟化，蜡丸取其难化。这就是利用不同基质的丸剂而别其崩解速度，以适应不同病症治疗之需。

剂型受不同生产工艺水平、赋形剂种类及给药途径和生理因素的影响，会出现不同的吸收速率。按口服药物的吸收速度依次排列：溶液型＞混悬型＞散剂＞胶囊剂＞片剂、丸剂＞包衣片剂。这说明剂型直接影响药物的吸收速度。生物利用度是衡量药效的一个重要依据。故应根据临床病情需要和剂型特点，合理选择中成药剂型。急性病要求迅速发挥药效，故应首先依次选注射剂、气雾剂、溶液剂、胶囊剂、散剂、滴丸、浓缩丸等剂型。慢性病需要长期服药，以保持稳定的血药浓度和药效，可依次选择蜜丸、糊丸、蜡丸、混悬型注射剂等，以提高其生物利用度和中成药临床疗效。

2.给药途径 给药途径是影响药物吸收速度的重要因素。不同的给药途径具有不同的吸收速率，一般情况下，可按以下顺序排列：静脉＞吸入＞肌内＞皮下＞直肠、舌下＞口服＞皮肤，但就某些药物而言，舌下或直肠给药时，吸收速度仅次于静脉注射、吸入法给药。因此，在临床选择中成药给药途径时，应根据病情的急缓需要，合理选择剂型和给药途径。尤其是急危重症，时间就是生命，应首先选择速效、高效的给药途径和剂型，如舌下含化、静脉注射、雾化吸入、直肠给药等途径，以提高药物吸收速率和生物利用度，充分发挥中成药高效、速效优势。

3.给药方法　给药方法是影响药效的又一重要环节。要充分发挥中成药的药效，除药理作用、剂型、给药途径和转运过程因素外，给药方法是不容忽视的重要一环。

（1）内服药：①送服。大部分中成药如丸剂、片剂、胶囊剂等均采用温开水送服。为配伍需要，以充分发挥增强药效，有时采用不同药引送服，如生姜煎汤送服理中丸、藿香正气丸等，增强散寒、止呕、发散作用。根据不同病情、不同成药，用不同药引送服，弥补了中成药的局限，并在某种程度上扩大了成药的应用范围。其他有大枣、芦根煎汤送服，有黄酒、红糖水等送服者。②冲服。用开水冲化，呈现混悬液态，便于服下，有利于吸收。③调服。常用于不能吞咽者及小儿，用开水、糖水将片剂、散剂、丸剂调成稀糊状服用，既方便患者，也缩短崩解时限，利于吸收。④含化。将药片剂、丸剂含于口中，缓缓溶解，慢慢咽下，直达病所，有外治内治的双效合力作用，多用于治咽喉和食管疾病的中成药。⑤烊化。用开水、黄酒文火炖化服用，常用于阿胶、龟胶、鹿角胶等胶剂。

（2）外用药：外用中成药多含有毒性、刺激性，一律不能口服，仅限局部使用。外用药具有保护皮肤和疮面作用，能透皮吸收，有局部治疗作用，是外病外治的重要措施。方法有涂抹、撒布、调敷患处等，可起到消肿、止痛、收敛、渗湿、拔毒等作用。常用白酒、黄酒、茶水、蜂蜜、米醋、麻油等液体调敷成膏用于患处。根据不同疾病选择不同辅料和药物，既是调膏辅料和促透剂，又有治疗作用。另外还有纳入直肠、阴道的栓剂用法和直肠滴注、肛门注射用法，以及点眼、滴耳、贴敷膏药等多种用法。

（3）注射药：中成药注射剂有静脉、皮内、皮下、肌内、穴位注射等方法之分，应由医护人员根据病情需要，精心选择药物，严格操作程序进行。选择适当，操作准确，则起效迅速，立竿见影。多用急病、痛症和危重患者的抢救治疗。

综上所述，要合理应用中成药，其一，应合理选择中成药剂型，以科学调控吸收速率和转运速度；其二，应正确选择中成药的给药途径，减少或避免对药物的降解和破坏，提高药物生物利用度，调控吸收、转运速率；其三，应选择适当的给药方法，这是影响药效的重要一环。

（四）炮制精品与汤剂、成药配伍应用的优势

中药汤剂虽优势突出，但麻烦不便；中成药简捷方便，但局限、死板，皆有美中不足。我在恩师张海岑对方、小方应用经验启发下，研究历代中医药文献中的单方、对方、角方，优选部分小方，将含芳香之品、挥发之品、名贵之品、细品，以及具有热敏、苦涩、腐蚀性药物，精制成丸散膏丹，称之为"炮制精品"，作为辨证拟方加减的上好单元材料，既继承传统随汤剂免煎吞服的用药习惯，方便、节省、免苦口，又扩大了应用范围。对于不便服汤剂者，优选一两种或三四种精品合服；中成药不尽合宜者，"船小好调头"，也加几种精品配伍，弥补其缺憾和不足。

二、制剂工艺选

（一）丸剂

丸剂系指药材细粉或药材提取物加适宜的黏合剂或其他辅料制成的球形或类球形制剂。

丸有多种，按制备方法分塑制丸、泛制丸、滴制丸、微丸，按赋形剂分蜜丸、水蜜丸、水丸、糊丸、蜡丸、浓缩丸等。

丸剂的特点："丸者，缓也"，溶散、释放药物缓慢，可延长药效，缓解毒性及刺激性，减弱不良反应，多用于治疗慢性疾病或病后调理。是中药原粉的理想剂型，制法简便，适应范围广，固体、半固体、液体药物均可制成丸剂，如水丸。

水丸又称水泛丸。系指药材细粉以水（或根据处方用黄酒、稀药汁、糖

液等）为赋形剂，经泛制而成的丸剂。

1.水丸的特点　水溶性基质起效速，体积小，表面致密光滑，便于吞服，不易吸潮；可根据药物性质分层泛丸，从而掩盖药物的不良气味，提高芳香挥发油成分的稳定性，易溶散，分层缓释，显效较快；生产设备简单。

2.水丸赋形剂的特性

（1）水：处方中的引湿性、可溶性药物或剧毒药，可先溶解于水中，再泛丸，令其含量均匀。

（2）酒：润湿药粉产生的黏性较水弱，当水泛丸黏性较强时，可用酒代替之。酒也是良好的有机溶剂，有助于生物碱、挥发油等溶出，且制成的丸剂易于干燥，具有一定的防腐能力。

（3）醋：醋能增加药粉中生物碱的溶出，同时米醋能活血散瘀，消肿止痛，引药入肝经，活血、散瘀、止痛的药物制备水丸时常用醋作赋形剂。

（4）药汁：处方中某些药物不易粉碎或体积过大，可以榨汁或提取药液作赋形剂。如纤维性强的药物、质地坚硬的矿物药，经浸提制成药液供泛丸用；树脂类药物（如乳香、没药等）、浸膏、胶类、可溶性盐等，均可取其浸提液或直接溶解后作黏合剂；乳汁、胆汁、竹沥等可加水适当稀释后使用；鲜药（如生姜、大蒜等）可榨汁用。

3.水丸的工艺流程　原料的准备→起模→泛制成型→盖面→干燥→选丸→包衣→打光→质检→包装。

起模时，起模粉黏性应适宜，黏性过强或无黏性均不利于起模，常以水作为润湿剂。

经验公式计算：用公式 $X=0.625\,0\times D/C$ 计算求证。

式中：X—起模所用粉量（kg）；D—药粉总量（kg）；C—成品水丸100粒干重（g）；0.625 0—标准丸模100粒的重量（g）。

即：起模所用粉量（kg）=0.625 0×药粉总量（kg）÷成品水丸100粒干重（g）。

注意：①每次加水、加粉量应适宜。②在水丸加速增大的过程中，要注意保持丸粒的硬度和圆整度，滚动时间亦应适当，以丸剂坚实致密而不影响溶散为宜。③起模和加大过程中产生的歪斜、粉块、过大过小的丸粒等应随时用水调成糊状泛在丸粒上。④处方中若含有芳香挥发油或特殊气味以及刺激性较大的药材，最好分别粉碎后，泛于丸粒中层，以避免挥发油挥发，或可掩盖不良气味。⑤含朱砂、硫黄以及酸性药物的丸剂，不能用铜制泛丸锅起模与加大，以免因化学变化而使丸药表面变色或产生有害成分。此类品种可用不锈钢制的泛丸锅制作。⑥盖面。常用的盖面方法有干粉盖面、清水盖面、清浆盖面等。⑦干燥。干燥温度一般控制在80℃以下，含挥发性成分的药丸应控制在60℃以下，长时间高温干燥可能影响水丸的溶散速度，宜采用间歇或沸腾干燥方法。⑧选丸。粒度大小，色泽应一致。⑨包衣。如选用薄膜、缓释、肠溶等不同材料。

（二）散剂

散剂系指一种或数种药物经粉碎并混合均匀而制成的粉末状制剂。

散剂的特点："散者，散也"，易分散、奏效快。散剂表面积总和较大，因而易分散，起效速；对疮面有一定的机械性保护作用；口腔科、耳鼻喉科、伤科和外科多应用散剂，也适于小儿给药剂型。但正是其较大表面积的缘故，散剂易吸潮变质且散发臭味，刺激性也相应增加。所以剂量较大，易吸潮变质，刺激性、腐蚀性强，含挥发性成分较多的处方不宜制成散剂。此外，散剂中药物多未经提取，直接粉碎入药，技术含量较低，制备简单，适于医院制剂。中药厂家生产的散剂品种较少。

1.散剂的制备　其工艺流程：前处理→粉碎→过筛→混合→分剂量→质量检查→包装。

（1）前处理、粉碎与过筛：前处理主要是选料、清洗、晒干，粉碎过100～120目筛。

（2）混合：一般有研磨混合法、搅拌混合法和过筛混合法。

（3）分剂量：估分法有：①重量法。此法剂量准确，但效率低，含毒性药及贵重细料药散剂常用此法。②容量法。此法适用于一般散剂分剂量，方便，效率高，且误差较小。容量法分剂量必须注意粉末特性并保持铲粉条件一致，以减少误差。

2.特殊散剂的制备

（1）含毒性药物的散剂：毒性药物的剂量小，不易准确称取，剂量不准易致中毒。为保证复方散剂中毒性药的含量准确，多采用单独粉碎，再以配研法与其他药粉混匀。单味化学剧毒药要添加一定比例量的稀释剂，制成稀释散或称倍散。如剂量在0.01～0.1g者，可配制1∶10倍散（取药物1份，加入赋形剂9份）；如剂量在0.01g以下，则应配成1∶100或1∶1 000的倍散。为了保证散剂的均匀性及易于与未稀释原药粉的区别，一般以食用色素如胭脂红、靛蓝等着色，且色素应在第一次稀释时加入，随着稀释倍数增大，颜色逐渐变浅。

（2）含可形成低共熔物的散剂：当两种或多种药物混合后，有时出现润湿或液体现象，这种现象称为低共熔。一些低分子化合物若比例适宜（尤其在研磨混合时）会出现此现象。如薄荷脑与樟脑、薄荷脑与冰片。宜先形成低共熔物，再与其他固体粉末混匀。分别以固体粉末稀释低共熔组分，再轻轻混合均匀。

（3）含液药物的散剂：应根据液体药物性质、剂量及方中其他固体粉末的多少而采用不同的处理方法。液体组分量较小，可利用处方中其他固体组分吸收后研匀；液体组分量较大，处方中固体组分不能完全吸收，可另加适量的赋形剂（如磷酸钙、淀粉、蔗糖等）吸收；液体组分量过大，且有效成分为非挥发性，可加热蒸去大部分水后再以其他固体粉末吸收，或加入固体粉末或赋形剂后，低温干燥后研匀。

3.散剂的质量要求与检查

（1）散剂的质量要求：一般内服散剂应通过六号筛；用于消化道溃疡病的散剂及儿科、外用散剂应通过七号筛；眼用散剂则应通过九号筛。散剂一般应干燥、疏松、混合均匀，色泽一致。含毒性药或贵重药的散剂，应采用等量递增配研法混匀并过筛。用于深部组织创伤及溃疡面的外用散剂及眼用散剂应在清洁避菌环境下配制。

（2）散剂的质量检查：①均匀度；②水分；③装量差异；④卫生学检查。

（三）栓剂

栓剂系指药物（药材提取物或药粉）与适宜基质混合制成，供纳入肛门、阴道等腔道的一种固体剂型。常用的有肛门栓和阴道栓。

栓剂的特点：药物不受胃肠道pH值或酶的破坏；避免药物对胃黏膜的刺激性；药物直肠吸收，大部分不受肝脏首过作用的破坏；适宜于不能或不愿口服给药的患者；可在腔道起润滑、抗菌、杀虫、收敛、止痛、止痒等局部作用。

1.栓剂药物吸收的途径　肛门用栓剂给药后，药物的吸收途径主要有：①直肠上静脉→门静脉→肝脏→大循环；②直肠下静脉和肛门静脉→髂内静脉→下腔大静脉→大循环；③直肠淋巴系统。阴道用栓剂给药后，由于阴道附近的血管几乎均与大循环相连，因此，药物的吸收不经肝脏，且吸收速度较快。

2.影响栓剂中药物吸收的因素　①生理因素。栓剂塞入直肠的深度影响药物的吸收，当栓剂塞入距肛门口2cm处时，其吸收总给药量的50%~70%可不经过门脉系统；当栓剂塞入距肛门口6cm处时，药物的吸收大部分要进入门脉系统，药物易受肝脏首过作用的影响。②药物因素。③基质因素。

3.栓剂的基质　理想的基质应达到以下要求：①在室温下应有适当的硬度，塞入腔道时不变形亦不碎裂，在体温下易软化、熔化或溶解；②与主药无配伍禁忌，不影响主药的含量测定；③无毒性，无过敏性，对黏膜无刺激性；④在贮藏过程中不易霉变，且理化性质稳定等；⑤水值较高，能混入较多的水。

基质的种类：①脂肪性基质：其一，可可豆脂。可可豆脂具有同质多晶性，有α、β、γ三种晶型。其中α、β两种晶型不稳定，熔点较低。γ型稳定，熔点为34℃，当加热至36℃后迅速冷至凝点（15℃）以下，则形成大量的α、γ晶型，而使可可豆脂的熔点仅为24℃，以致难以成型和包装。其二，半合成甘油脂肪酸酯类。这是目前较理想的一类油脂性栓剂基质。②水溶性及亲水性基质：其一，甘油明胶。甘油明胶常作阴道栓的基质，但不适用于与蛋白质有配伍禁忌的药物，如鞣酸等。其二，聚乙二醇。聚乙二醇在体温条件下不溶解，能缓缓溶于直肠体液中，但对直肠黏膜有刺激作用，加入20%以上的水可避免刺激性。但易吸湿受潮。

4.栓剂的制备

（1）栓剂药物的加入方法：①不溶性药物。除特殊要求外，一般应粉碎成细粉，过六号筛，再与基质混匀。②油溶性药物。可直接溶解于已熔化的油脂性基质中，若药物用量大而降低基质的熔点或使栓剂过软，可加适量鲸蜡调节。③水溶性药物。可直接与已熔化的水溶性基质混匀；或用适量羊毛脂吸收后，与油脂性基质混匀；或将提取浓缩液制成干浸膏粉，直接与已熔化的油脂性基质混匀。

润滑剂：栓剂模孔需用润滑剂润滑，以便于冷凝后取出栓剂。油脂性基质的栓剂常用肥皂、甘油各1份与90%乙醇5份制成的醇溶液（肥皂醑）。水溶性或亲水性基质的栓剂，则用油性润滑剂，如液体石蜡、植物油等。

置换值（置换价）：药物的重量与同体积基质的重量之比值称为置换值，又称置换价。$X=（G-W/f）\times n$。

式中，x—含药栓所需基质的重量；G—纯基质栓的重量；W—处方中药物的剂量；f—基质的置换价；n—拟制备栓剂的枚数。

（2）制备方法：一般有搓捏法、冷压法、热熔法三种，可按基质的不同而选择。①搓捏法，此法适用于脂肪性基质小量临时制备；②冷压法，适用于大量生产脂肪酸脂基质栓剂；③热熔法，脂肪性基质及水溶性基质的栓剂均可用此法制备。

5.栓剂的质量要求　药物与基质应混合均匀，外形应完整光滑，无刺激性，有适宜的硬度，塞入腔道后，能熔化、软化或溶解，并与分泌液混合，逐渐释放出药物，产生局部或全身作用。油脂性基质栓应在30分钟内全部熔化、软化，或触压无硬心；水溶性基质栓应在60分钟内全部溶解。

（四）片剂

中药片剂系指药材提取物、药材提取物加药材细粉或药材细粉与适宜辅料混匀压制而成的圆片状或异型片状的制剂。主要供内服，亦有外用。

1.片剂的特点　①剂量准确。因患者按片服用，而片内药物均匀，含量差异小；质量稳定，某些易氧化变质或潮解的药物，可借助包衣或包合作用加以保护；生产机械化、自动化程度高，产量大，成本低，药剂卫生易达标。②服用、携带、贮藏等较方便。品种丰富，能满足医疗、预防用药的不同需求。缺点是制备或贮藏不当会影响片剂的崩解、吸收。某些中药片剂易引湿受潮；含挥发性成分的片剂，久贮其成分含量下降。片剂中药物的溶出度和生物利用度较胶囊剂、散剂稍差。儿童和昏迷患者不易吞服。

2.片剂的分类　①内服片（普通制片、包衣片、咀嚼片、分散片、泡腾片、多层片）；②口腔片（口含片、舌下片）；③外用片（阴道片、溶液片）。

中药片剂的类型：提纯片、全粉末片、全浸膏片、半浸膏片。

3.片剂的辅料　制片时加用辅料的目的在于确保压片物料的流动性、润滑性、可压性及其成品的崩解性等。辅料选用不当或用量不适，不但可能影响制片过程，而且对片剂的质量、稳定性及其疗效的发挥有一定甚至重要影响。片剂辅料必须具有较高的物理和化学稳定性，不与主药及其他辅料起反应，不影响主药的释放、吸收和含量测定，对人体无害，且价廉易得。片剂的常用辅料按其用途分为稀释剂和吸收剂、湿润剂和黏合剂、崩解剂及润滑剂。

（1）稀释剂和吸收剂：稀释剂和吸收剂统称为填充剂。前者适用于主药剂量小于0.1g，或含浸膏量多，或浸膏黏性太大而制片困难者。后者适用于原料药中含有较多挥发油、脂肪油或其他液体，而需制片者。

常用有以下品种：①淀粉及可压性淀粉。尤适于粉末直接压片。②糊精。常与淀粉配合用作填充剂，糊精黏性较大，用量较多时宜选用乙醇为润湿剂，以免颗粒过硬，不宜用作速溶片的填充剂。③糖粉。易溶于水，易吸潮结块，为片剂优良的稀释剂，兼有矫味和黏合作用。多用于口含片、咀嚼片及纤维性中药或质地疏松的药物制片，常与淀粉、糊精配合使用，酸性或强碱性药物能促使蔗糖转化，增加其引湿性，故不宜配伍使用。④乳糖。是优良的填充剂，制成的片剂光洁、美观，硬度适宜，释放药物较快，较少影响主药的含量测定，易溶于水，无引湿性，具良好的流动性、可压性，性质稳定，可与大多数药物配伍。⑤甘露醇。为白色结晶性粉末，清凉味甜，易溶于水，是咀嚼片、口含片的主要稀释剂和矫味剂。⑥硫酸钙二水物。不溶于水，无引湿性，性质稳定，可与大多数药物配伍。⑦磷酸氢钙。具有良好的稳定性和流动性，磷酸钙与其性状相似，两者均为中药浸出物、油类及含油浸膏的良好吸收剂，并有减轻药物引湿性的作用。⑧其他。氧化镁、碳酸钙、碳酸镁均可作为吸收剂，尤适于含挥发油和脂肪油较多的中药制片，其用量应视药料中含油量而定，一般为10%左右。

（2）湿润剂和黏合剂：在制片中具有使固体粉末黏结成型的作用，本身无黏性，但能润湿并诱发药粉黏性的液体，称为润湿剂。适用于具有一定黏性的药料制粒压片。本身具有黏性，能增加药粉间的黏合作用，以利于制粒和压片的辅料，称为黏合剂。适用于没有黏性和黏性不足的药料制粒压片。黏合剂有固体型和液体型两类，一般液体型的黏合作用较大，固体型往往兼有稀释剂的作用。

常用的润湿剂与黏合剂有以下品种：①水。一般多用蒸馏水或去离子水。易溶于水或易水解的药物则不适用。②乙醇。凡药物具有黏性，但遇水后黏性过强而不易制粒，或遇水受热易变质，或药物易溶于水难以制料，或干燥后颗粒过硬，影响片剂质量者，均宜采用不同浓度的乙醇作为润湿剂。中药浸膏粉、半浸膏粉等制粒常采用乙醇作润湿剂，用大量淀粉、糊精或糖粉作赋形剂者亦常用乙醇作润湿剂。③淀粉浆（糊）。为最常用的黏合剂，使用浓度一般为8%～15%，以10%最为常用。淀粉浆的制法有煮浆法和冲浆法两种。④糊精。主要作为干燥黏合剂，亦有配成10%糊精浆与10%淀粉浆合用。糊精浆黏性介于淀粉浆与糖浆之间，其主要使粉粒表面黏合，不适用于纤维性大及弹性强的中药制片。⑤糖浆。为蔗糖的水溶性，其黏合力强，适用于纤维性强、弹性大以及质地疏松的药物。使用浓度多为50%～70%，常与淀粉浆或胶浆混合使用。不宜用于酸、碱性较强的药物，以免产生转化糖而增加引湿性，不利于制片。液状葡萄糖、饴糖、炼蜜都具有较强的黏性，适用的药物范围与糖浆相似，但均具一定引湿性，应控制用量。⑥胶浆类。具有强黏合性，多用于可压性差的松散性药物或作为硬度要求大的口含片的黏合剂。使用时应注意浓度和用量，若浓度过高、用量过大，会影响片剂的崩解和药物的溶出。此类中的阿拉伯胶浆和明胶浆主要用于口含片及轻质或易失去结晶水的药物。另一多功能黏合剂聚乙烯吡咯烷酮（PVP）胶浆，其水溶液适用于咀嚼片；其干粉为直接压片的干燥黏合剂，能增加疏水性药物的亲水性，有利于片剂崩解；其无水乙醇溶液可用于泡腾片的制粒；而5%～10%PVP水溶液是喷雾干燥制粒时的良好黏合剂。⑦微晶纤维素。可作黏合剂、崩解剂、助流剂和稀释剂。因具引湿性，故不适用于包衣片及某些对水敏感的药物。

（3）崩解剂：除口含片、舌下片、长效片外，一般片剂均需加崩解剂，以加速崩解。片剂的崩解机制与所用崩解剂及所含药物的性质有关，主要有以下几点：①毛细管作用。片剂具有许多毛细管和孔隙，与水接触后水即从这些亲水性通道进入片剂内部，强烈的吸水性使片剂润湿而崩解。②膨胀作用。崩解剂吸水后充分膨胀，自身体积显著增大，使片剂的黏结力瓦解而崩解。③产气作用。泡腾崩解剂遇水产生气体，借气体的膨胀而使片剂崩解。④其他机制。有可溶性原、辅料遇水溶解，使片剂崩解或蚀解；表面活性剂因能改善颗粒的润湿性，而促进崩解；辅料中加用了相应的酶，酶解作用有利崩解等。片剂崩解剂的加入方法有内加法、外加法、内外加法、特殊加入法。泡腾崩解剂酸、碱组分一般应分别与处方药料或其他赋形剂制成干燥颗粒后，再行混合。压片颗粒或成品均应妥善贮藏、包装，避免与潮气接触。表面活性剂的加入，一般制成醇溶液喷在干颗粒上，或溶解于黏合剂内，或与崩解剂混合后加于干颗粒中。

（4）润滑剂：压片前必须加入的能增加颗（或粉）粒流动性，减少颗（或粉）粒与冲模间的摩擦力，具有润滑作用的物料称为润滑剂。常用润滑剂有：①硬脂酸镁。硬脂酸、硬脂酸锌和硬脂酸钙也可用作润滑剂，其中硬脂酸锌多用于粉末直接压片。②滑石粉。为白色至灰白色结晶性粉末，不溶于水，助流性、抗黏着性良好，润滑性附着性较差，用量一般为干颗粒重的3%～6%。③聚乙二醇4000或6000。为水溶性润滑剂，适用于溶液片或泡腾片，用量为1%～4%。④月桂醇硫酸镁。为水溶性润滑剂，可改善片剂的崩解和药物的溶出。润滑作用优于月桂醇硫酸钠和聚乙二醇。用量为1%～3%。⑤微粉硅胶（白炭黑）。为轻质白色无定形粉末，不溶于水，具强亲水性。有良好的流动性、可压性、附着性。为粉末直接压片优良的助流剂、润滑剂、抗黏附剂，常用量为0.1%~0.3%。

（五）外用膏剂

外用膏剂系指药物与适宜的基质制成专供外用的半固体或近似固体的一类制剂。

外用膏剂具有保护、润滑、局部治疗作用，也可以透过皮肤和黏膜起全身治疗作用。外用膏剂可分为软膏剂、硬膏剂。硬膏剂又可分为膏药、橡胶膏剂等，类似的还有糊剂、涂膜剂、巴布膏剂、透皮贴片剂等。

1.外用膏剂药物的透皮吸收　外用膏剂的透皮吸收包括释放、穿透及吸收三个阶段。透皮吸收的途径有毛囊、完整的表皮角质层细胞间隙、皮脂腺和汗腺等。

2.影响透皮吸收的因素　①皮肤条件（应用部位、病变皮肤、皮肤的温度与湿度、清洁的皮肤）。②药物性质（药物必须具有合适的油、水分配系数，即具有一定的油溶性和水溶性的药物穿透作用较理想）。③基质的组成与性质（软膏中药物的释放在乳剂型基质中最快，动物油脂中次之，植物油中又次之，烃类基质中最差）。④其他因素（药物浓度、应用面积、应用次数、与皮肤接触的时间等与药物吸收的量成正比）。

（六）软膏剂

软膏剂系指药材细粉、药材提取物与适宜基质制成的具有适当稠度的膏状外用制剂。

软膏剂常用的基质有油脂性、水溶性和乳剂型基质，其中乳剂型基质制成的软膏亦称乳膏剂。软膏剂多用于慢性皮肤病，对皮肤、黏膜起保护、润滑和局部治疗作用。急性损伤的皮肤不能使用软膏剂。软膏剂中的药物通过透皮吸收，也可产生全身治疗作用。

1.软膏剂的基质　理想的基质应符合下列的要求：①具有适宜的稠度，黏着性和涂展性，无刺激性；②能与药物的水溶液或油溶液互相混合；③能作为药物的良好载体，有利于药物的释放和吸收，不与药物发生配伍禁忌，性质稳定；④不妨碍皮肤的正常功能与伤口的愈合；⑤易洗除，不污染衣物。

（1）油脂性基质：油脂性基质包括油脂类、类脂类、烃类及硅酮类等。特点：润滑、无刺激性，并能封闭皮肤表面，减少水分蒸发，促进皮肤的水合作用，故对皮肤的保护及软化作用比其他基质强。能与较多的药物配合，但油腻性及疏水性大，不易与水性液混合，也不易用水洗除，不宜用于急性炎症渗出较多的创面。

1）油脂类。此类基质常用的有豚脂、植物油、氢化植物油等。

2）类脂类。①羊毛脂。有较大的吸水性，由于羊毛脂的组成与皮脂分泌物颇相似，故可提高软膏的渗透性。②蜂蜡、虫白蜡、鲸蜡。常用于调节软膏的稠度。

3）烃类。①凡士林。具有适宜的稠度和涂展性，吸水性较低（约吸收5%水分），故不适宜用于有多量渗出液的伤患处。与适量的羊毛脂或胆甾醇合用，可增加其吸水性。本品对药物的释放与穿透较差，加入适量的表面活性剂可改善。②固体石蜡和液体石蜡。亦是常用的烃类基质，常用于调节软膏剂的稠度。

4）硅酮类。对皮肤无刺激性，润滑而易于涂布，不污染衣物。对眼有刺激，不宜作为眼膏剂基质。

（2）乳剂型基质：一般O/W（水包油）型乳剂基质中，药物的释放和穿透较其他基质快。但是，当O/W型乳剂基质用于分泌物较多的皮肤病时，可与分泌物一同重新进入皮肤而使炎症恶化。遇水不稳定的药物不宜用乳剂型基质。此外，O/W型乳剂基质易干涸、霉变，常加入保湿剂、防腐剂等。W/O（油包水）型乳剂基质俗称冷霜。

（3）水溶性基质：由天然或合成的水溶性高分子物质组成。特点：能吸收组织渗出液，释药较快，无刺激性，可用于湿润、糜烂创面，但润滑作用较差，易失水干涸，应常加保湿剂与防腐剂，以防止蒸发与霉变，如：①纤维素衍生物。吸湿性好，可吸收分泌液，外观虽为油样，但易洗涤。可与多数药物配伍，因药物释放和渗透较快，可充分发挥作用。与苯甲酸、鞣酸、苯酚等混合可使基质过度软化，可降低酚类防腐剂的防腐能力。但长期使用可致皮肤干燥。②卡波普尔。又称聚丙烯酸。以此作基质，涂用舒适。尤适于脂溢性皮炎的治疗，还具有透皮促进作用。亦是理想的超声探头耦合剂。

2.软膏剂的制备

（1）软膏剂中基质的净化与灭菌：油脂性基质应先加热熔融，趁热滤过，除去杂质，再加热到150℃约1小时，灭菌并除去水分。

（2）软膏剂中药物的处理及加入基质中的方法：

1）不溶性固体药物。应先制成细粉、极细粉或微粉，与少量基质研匀，再逐渐递加其余基质并研匀，或将药物细粉加到不断搅拌下的熔融基质中，继续搅拌至冷凝。

2）用植物油提取的药物。应加热提取，去渣后再与其他基质混匀，或用油与基质共同加热提取，去渣后冷凝即得。

3）可溶性药物。水溶性药物与水溶性基质混合时，可直接将药物水溶液加入基质中；与油脂性基质混合时，一般应先用少量水溶解药物，以羊毛脂吸收，再与其余基质混匀，可在制备时将药物溶于相应的水相或油相中。油溶性药物可直接溶解在溶化的油脂性基质中。

4）中药浸出制剂。中药煎剂、流浸膏等药物，可先浓缩至膏状，再与基质混合。固体浸膏可加少量溶剂，如水、稀醇等，使之软化或研成糊状，再与基质混匀。

5）共熔成分。如樟脑、薄荷脑、麝香草酚等并存时，可先研磨使共熔后，再与冷至40℃左右的基质混匀。

6）挥发性药物或热敏性药物。应使基质降温在40℃左右，再与药物混合均匀。

3.软膏剂的制法

（1）研和法：软膏基质由半固体和液体组分组成，或主药不宜加热，且在常温下通过研磨即能均匀混合时，可用研和法。

（2）熔和法：软膏基质的熔点不同，在常温下不能均匀混合熔点较高的基质。

（七）黑膏药

黑膏药系指药材、食用植物油与红丹炼制而成的铅硬膏。黑膏药一般为黑褐色固体，用前须烘软后贴于皮肤上。白膏药是加油与宫粉制成的。黑膏药基质的主要组分为高级脂肪酸铅盐。

1.黑膏药基质的原料　①植物油。以麻油为最好。②红丹。其主要成分为四氧化三铅（Pb_3O_4），含量要求在95%以上。

2.黑膏药的制备过程　黑膏药的制备分为药料提取→炼油→下丹收膏→去"火毒"→摊涂等过程。其中炼油、下丹收膏是关键操作。

（1）药料提取：可溶性或挥发性的药材（如乳香、没药、冰片、樟脑等）或贵重药材（如麝香等）均研成细粉，待摊涂前加入已熔化的膏药中混匀。

（2）炼油：麻油入锅，熬炼成滴水成珠，即可下丹。

（3）下丹收膏：红丹在用前应干燥，使成为松散细粉后，盛于罗中，缓缓振动如细雨下入油中，边下边搅均匀，使其与油充分反应。否则易聚成颗粒，沉于锅底。

（4）去"火毒"：在高温时氧化及分解生成的具刺激性的低分子产物，如醋、酮、脂肪酸等，对局部产生刺激，轻者出现红斑、瘙痒，重者发疱、溃疡，这种刺激反应俗称"火毒"。去"火毒"的方法：①将膏药系入井水中冷泡2天后取出；②在长流水中捏成长条，反复多次，以去"火毒"。

（5）摊涂：取膏药团块，置适宜的容器中，在水浴上熔融，加入细料药物，搅匀。用竹签蘸取规定量的膏药，摊于纸或布等裱背材料上，折合包装，置阴凉处贮藏。